# ゆっくり呼吸のレッスン

順天堂大学医学部教授
小林弘幸
さかえクリニック院長
末武信宏



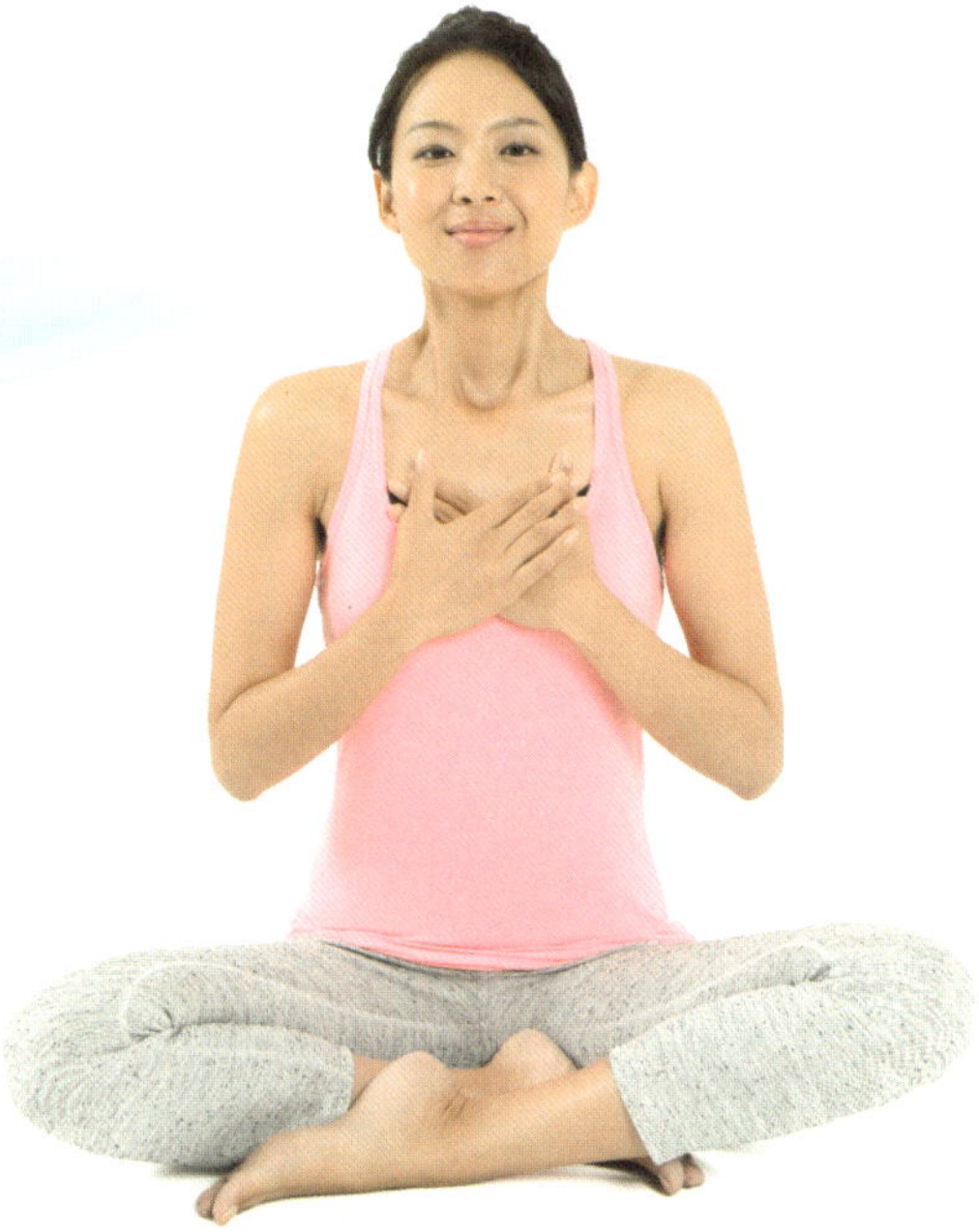

日本文芸社

# もくじ



## 1章 不健康を招く呼吸、健康を招く呼吸



## 2章 呼吸で心も体も変わる

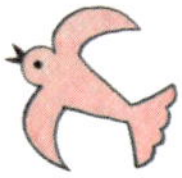

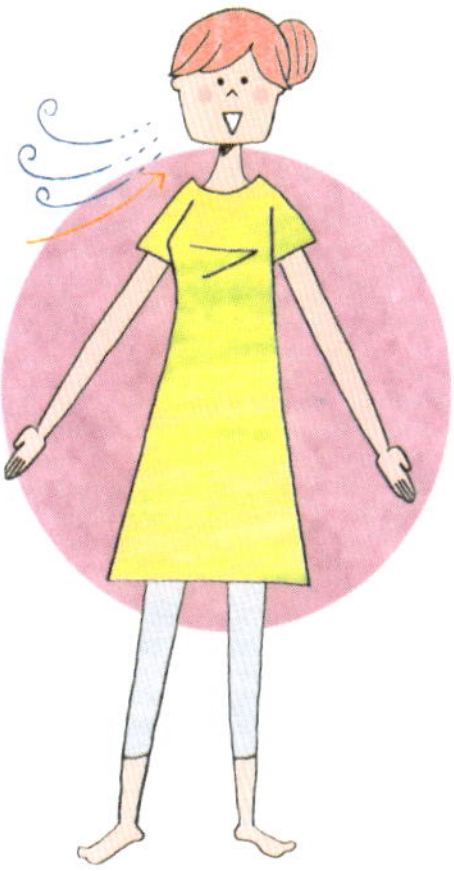

# 3章 呼吸×エクササイズ ～日常編～



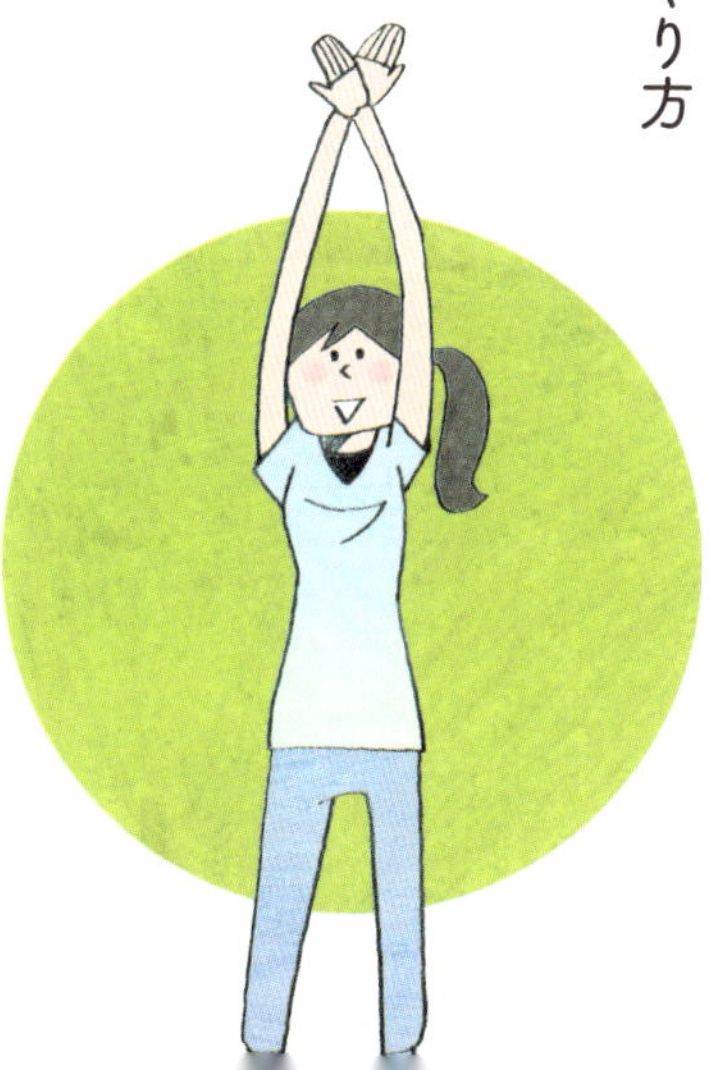

# 4章
# 呼吸×エクササイズ
## ～状況編～



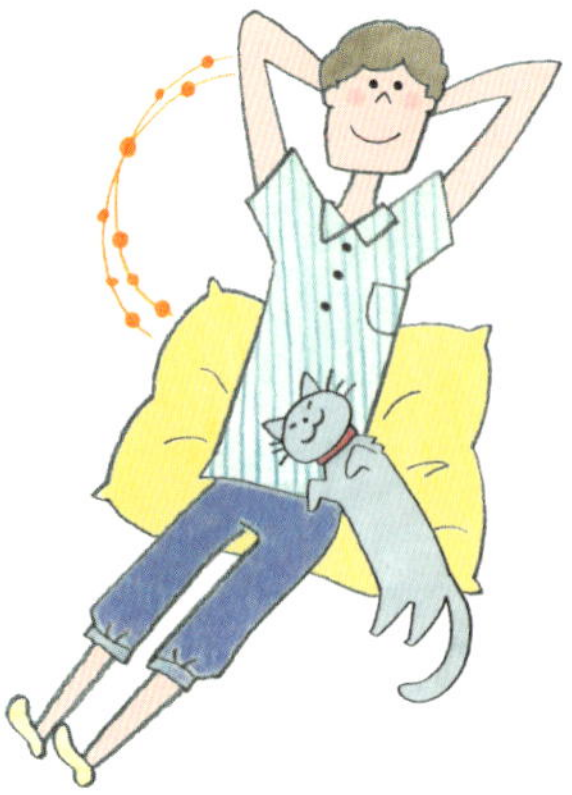

# 本書の使い方

## 本文のポイント紹介

マーカーがひいてあるところは、ポイントとなる部分。

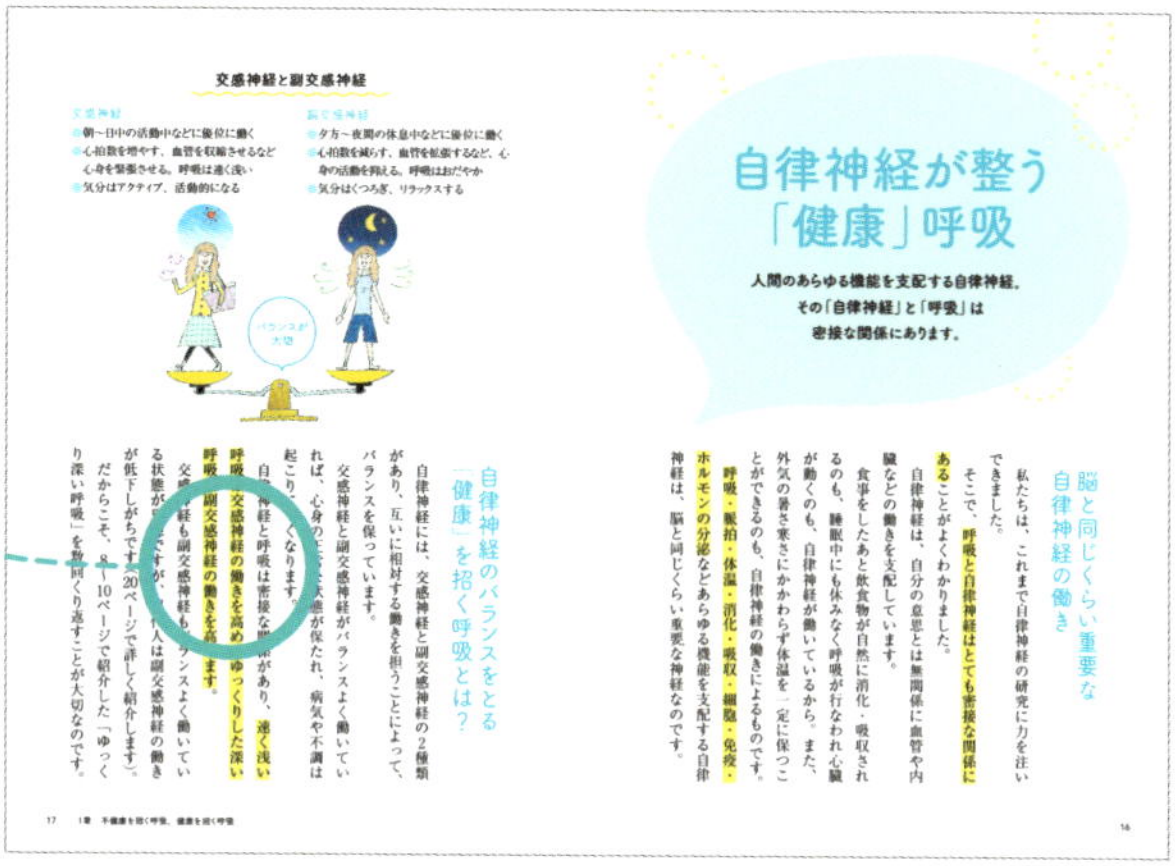


## 呼吸のしかた

「吸う」「吐く」のどちらの呼吸でエクササイズを行なうのかを表示。

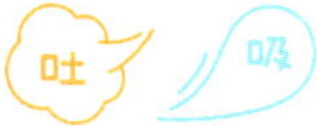


吐く表示　吸う表示

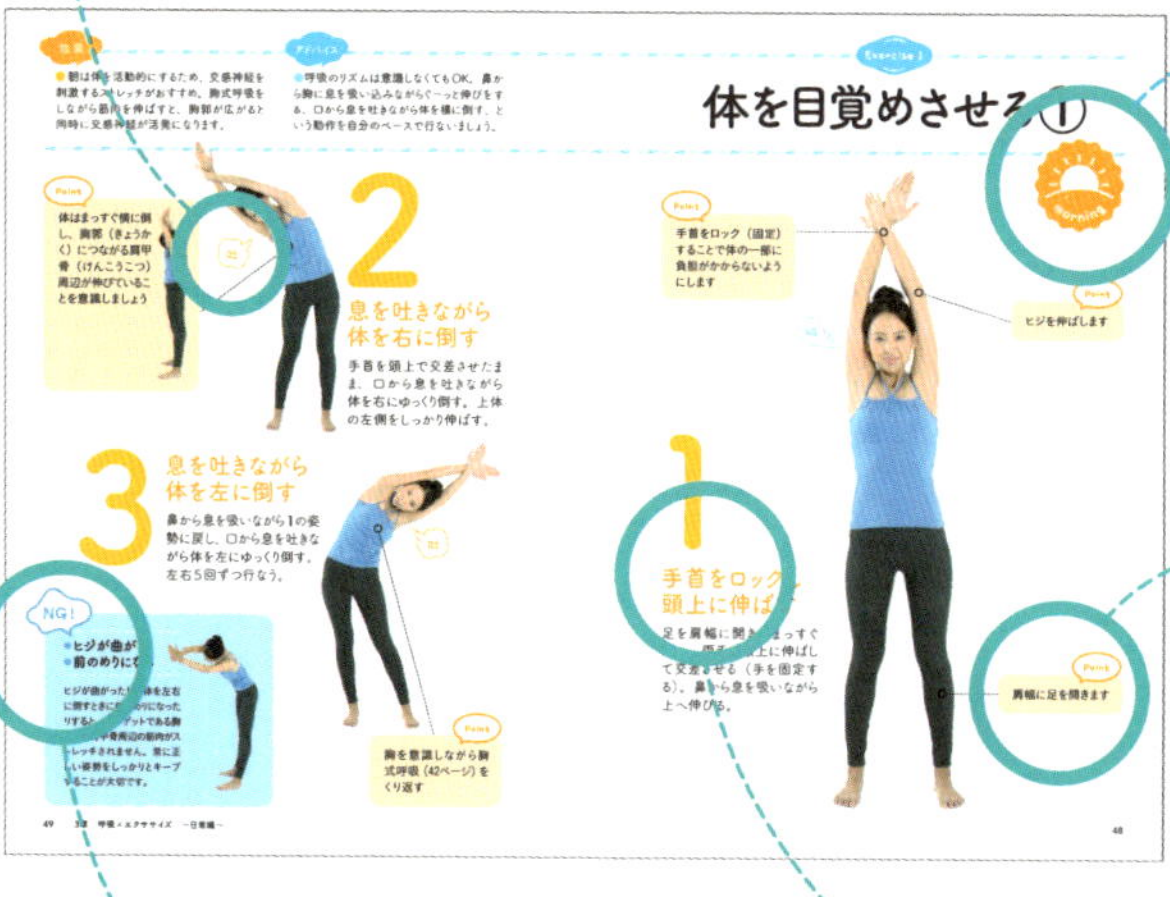


## おすすめの時間帯、状況

エクササイズを行なうときにおすすめの「時間帯（３章）」や「状況（４章）」。

## ポイント紹介

エクササイズのなかで、意識してほしいポイントとなる部分を解説。

## NG解説

エクササイズを行なうときに、やってしまいがちなNGポーズ。このようなポーズにならないように注意。

## 動きの解説

エクササイズを行なうときの、詳しい動きを解説。

本書のゆっくり深く呼吸する
レッスンを行なうと……

自律神経のバランスが整う!

→16ページ

首や肩のこり、冷え、むくみが改善

→30ページ

姿勢がよくなり、ダイエットにも!

→30ページ

体のすみずみまで
**血液**が流れやすくなり、
**血圧**が安定しやすい！

→28ページ

リフレッシュできる
**心**が落ち着く

→34ページ

**腸**の働きが
よくなる！

→32ページ

自律神経が整う　血流がよくなる

# 基本の呼吸法「ゆっくり深い呼吸」

本書の48ページからは、ゆっくり深い呼吸をくり返すための
20のエクササイズを紹介します。
ここではまず、「ゆっくり深い呼吸」の基本を解説します。

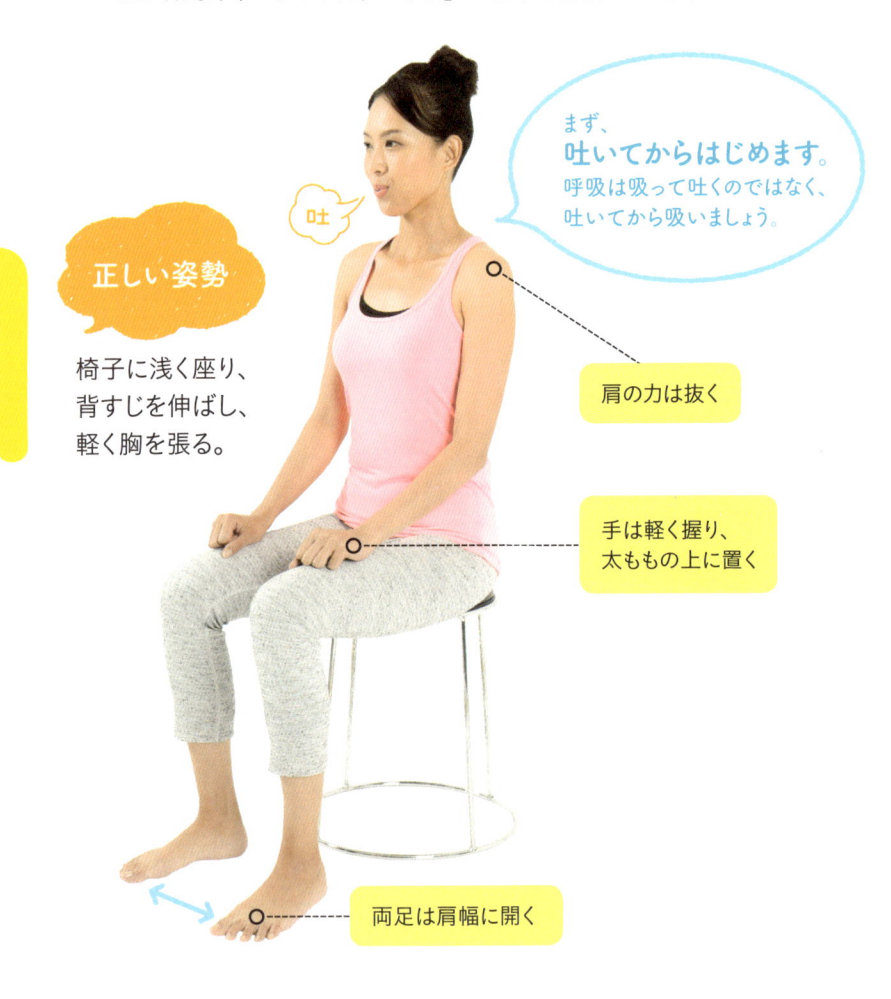

まず、
**吐いてからはじめます。**
呼吸は吸って吐くのではなく、
吐いてから吸いましょう。

## 1 正しい姿勢

椅子に浅く座り、
背すじを伸ばし、
軽く胸を張る。

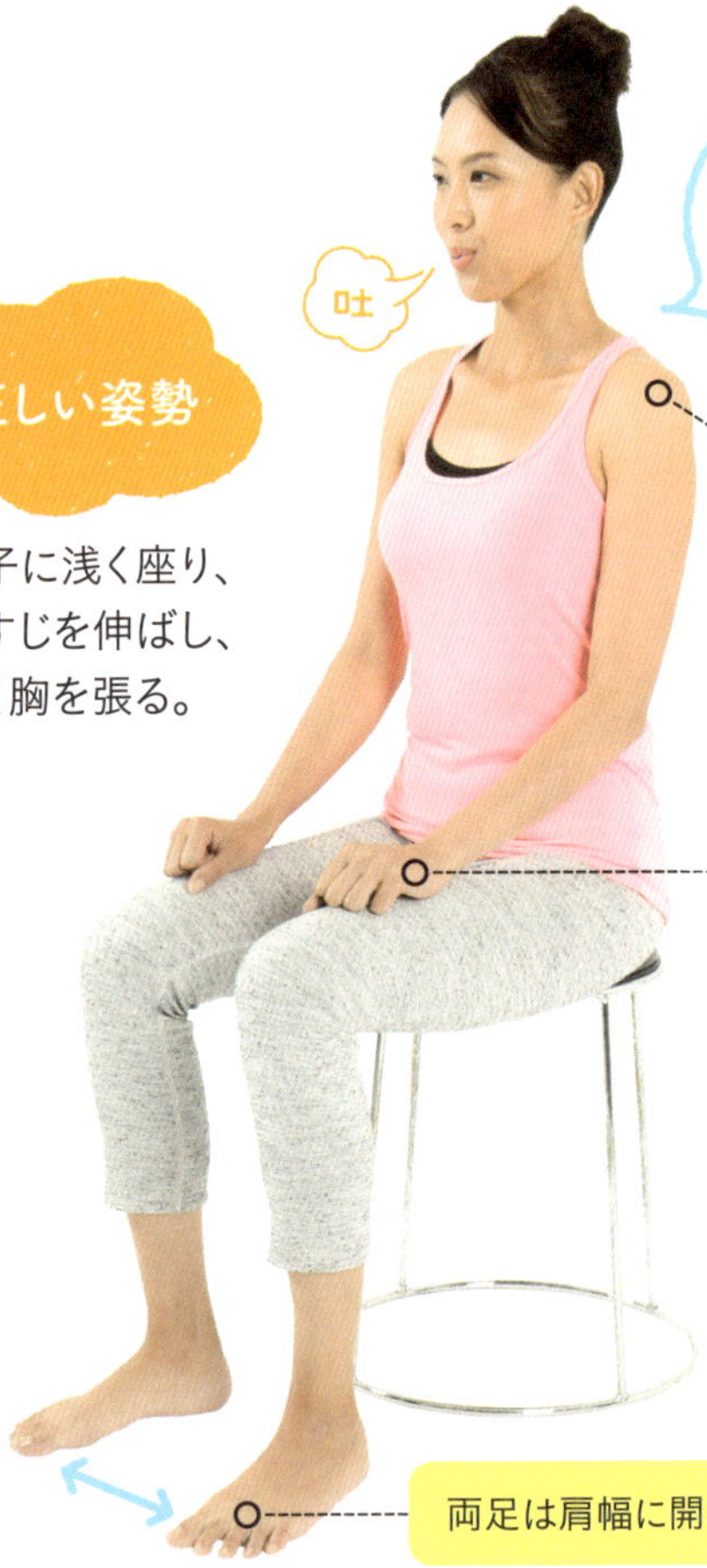


肩の力は抜く

手は軽く握り、
太ももの上に置く

両足は肩幅に開く

## 2

ゆっくりと鼻から
息を吸う。

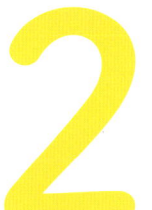

肺がふくらみ、体のすみずみまで
**酸素や血液が流れている**
というイメージで。

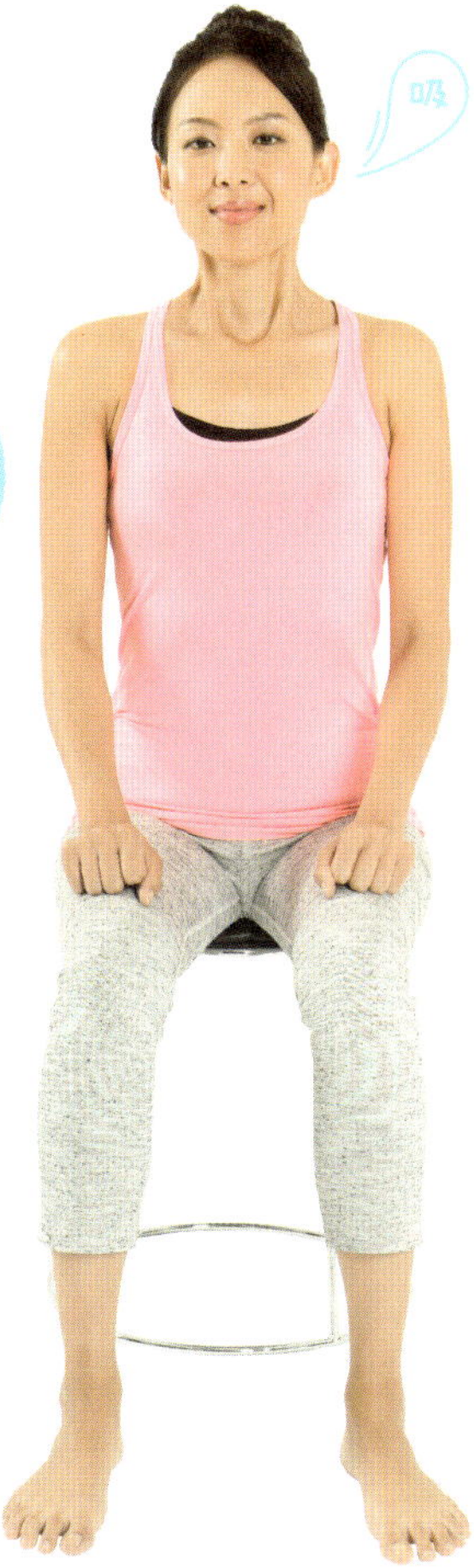


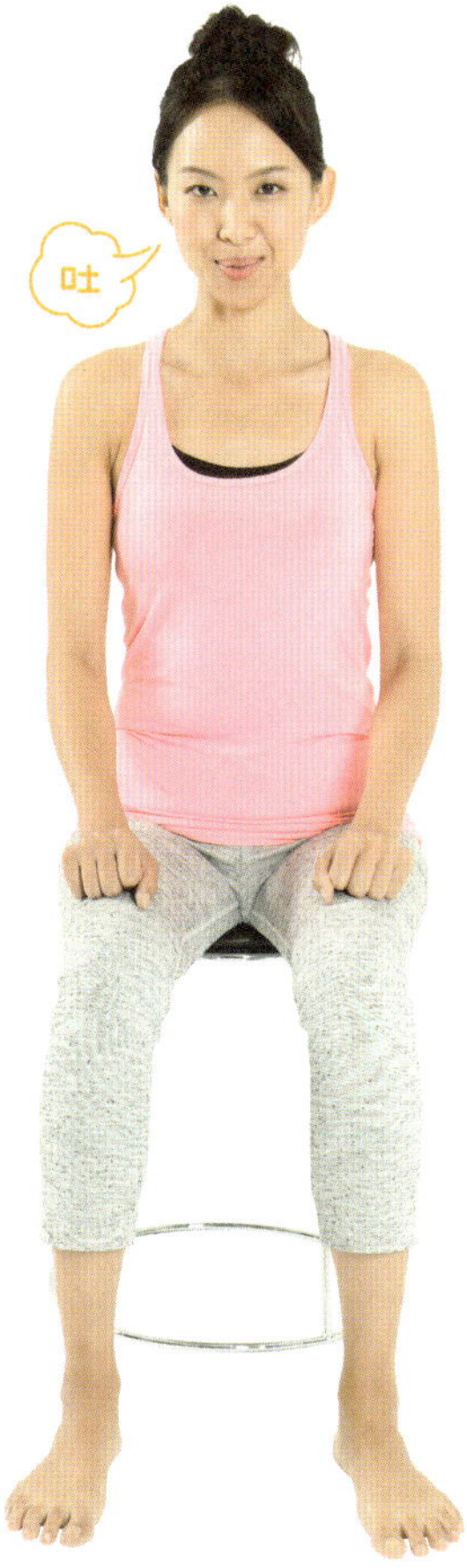


## 3

ゆっくり少しずつ
口から息を吐く。

## 「ゆっくり深い呼吸」を行なうときのポイント

- できるだけ毎日の習慣として続ける
- 行なう時間帯や回数に決まりはない
- 呼吸を止めないようにする
- 深い呼吸ができなくなるので、ねこ背にならない。正しい姿勢（8ページ）で行なうこと
- 心身をリラックスさせて行なう

## この呼吸法を使って行なうエクササイズ

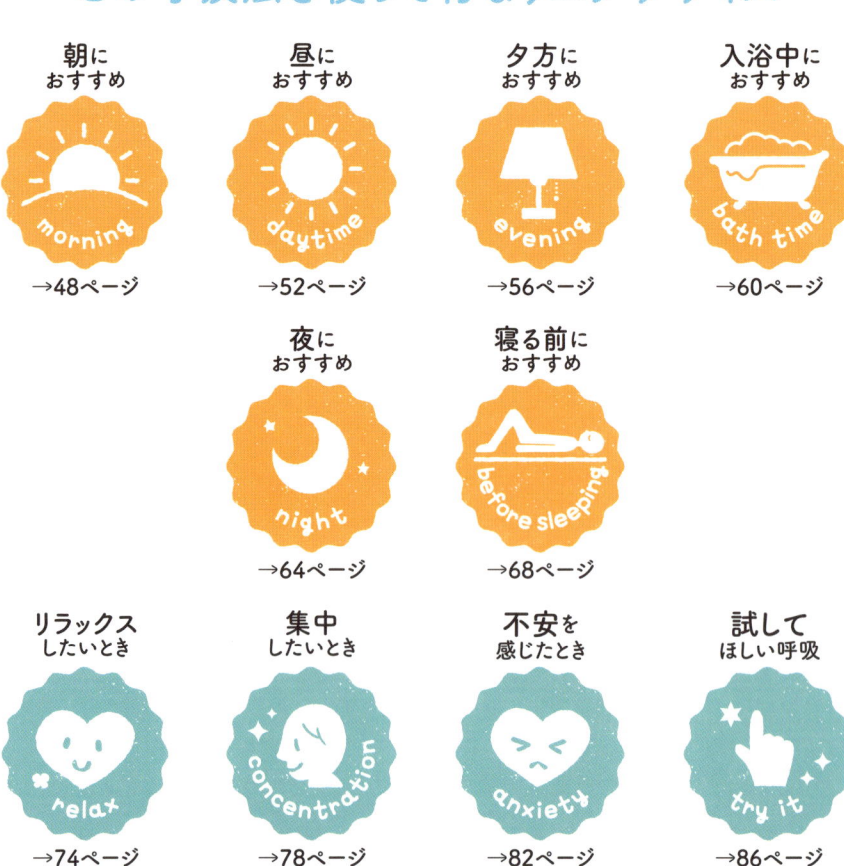

朝に
おすすめ

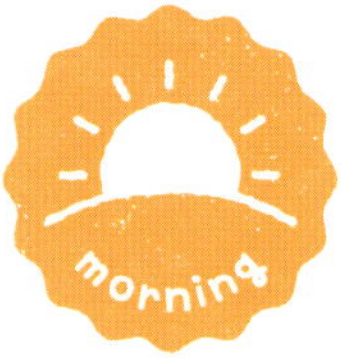
morning

→48ページ

昼に
おすすめ

daytime

→52ページ

夕方に
おすすめ

evening

→56ページ

入浴中に
おすすめ

bath time

→60ページ

夜に
おすすめ

night

→64ページ

寝る前に
おすすめ

before sleeping

→68ページ

リラックス
したいとき

relax

→74ページ

集中
したいとき

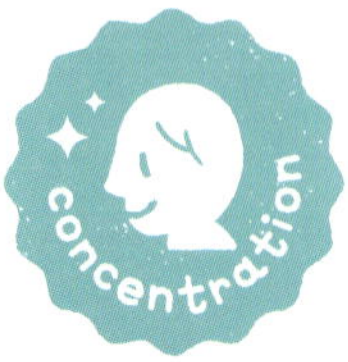
concentration

→78ページ

不安を
感じたとき

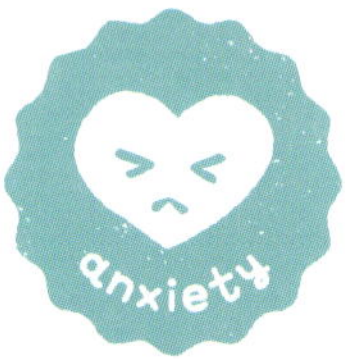
anxiety

→82ページ

試して
ほしい呼吸

try it

→86ページ

# 1章

# 不健康を招く呼吸、健康を招く呼吸

毎日無意識にくり返している呼吸。
じつは、「健康」も「不健康」も招くとても重要なものなのです。
本章では、体のあらゆる機能を支配する自律神経と、
呼吸の関係について紹介します。

# 「不健康」呼吸になっていませんか？

**自分の呼吸のしかたについて考えたことはありますか？**
**おそらく、ほとんどの人は無意識に**
**速く浅い呼吸をしているのではないでしょうか。**

## 日常的な速く浅い呼吸は要注意？

まずは、ふだんの日常を振り返り、次ページにあげるようなタイミングのとき、自分の呼吸がどうなっているか考えてみてください。

たとえば、不安や悩みを抱えたりして心が不安定なとき、怒りを感じているとき、仕事などで集中していたり緊張しているとき、時間がなくて慌てているときなどです。

実は、こうしたネガティブな心の状態のとき、呼吸は速く浅くなったり、止まったりしがちです。呼吸を意識することはふだんはなかなかしないかもしれませんが、日常的に呼吸が速く浅くなっている人は少なくありません。

そのような呼吸を日常的に続けていると、心と体の不健康を招きやすくなります。

## こんなとき、不健康を招く「速く浅い呼吸」になりがち

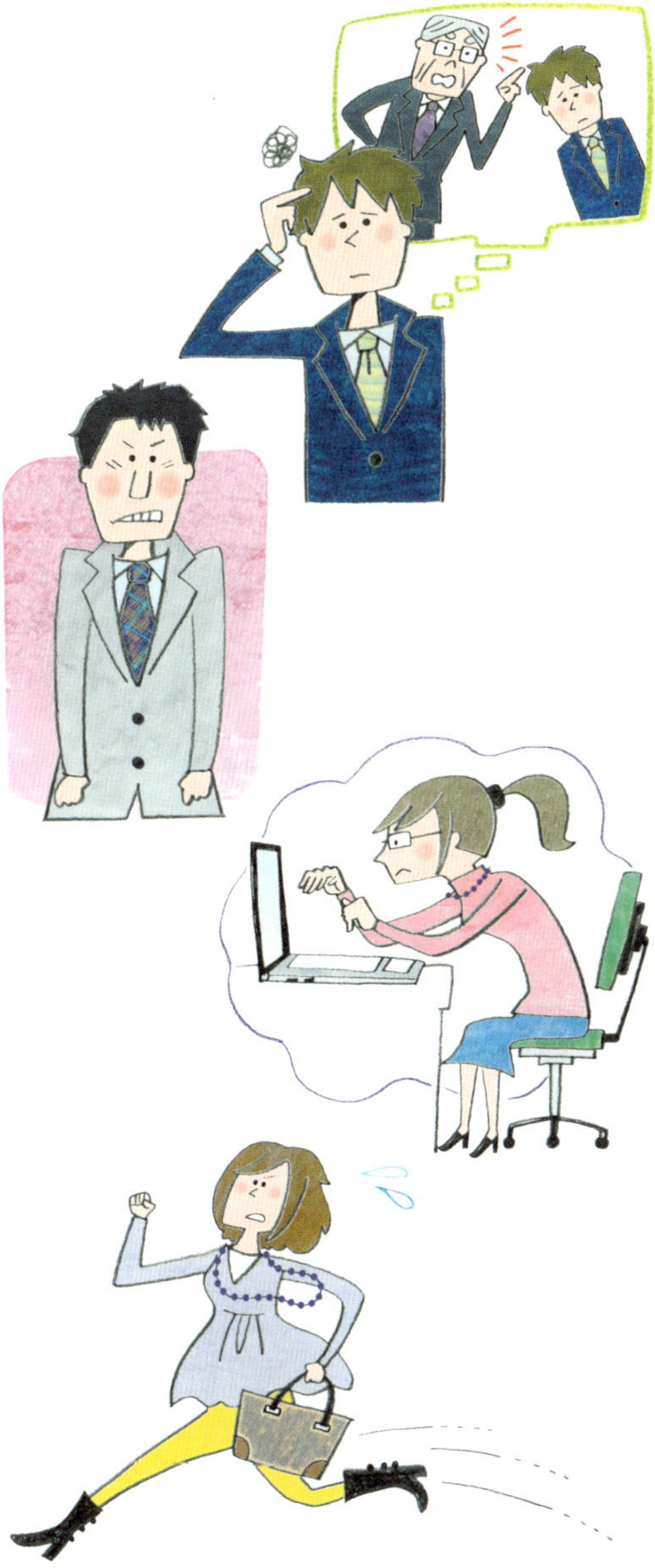

### 心が不安定なとき

- 不安にかられているとき
- 人から責められたり、どなられたとき
- プレッシャーに押しつぶされそうなとき
- 失敗して落ち込んだとき
- 予想外のことが起こったとき

### 怒っているとき

- 猛烈に腹が立ったとき
- 人をどなりつけているとき

### 集中、緊張しているとき

- パソコンやスマホなどに集中しているとき
- せっぱつまった状況のとき
- 早口でしゃべっているとき
- 大事な仕事の前に緊張しているとき

### 慌てているとき

- 忙しくてバタバタしているとき
- 電車に飛び乗ろうとして走っているとき
- 急いでいるのにタクシーがつかまらないとき

### そのほか

- 体調が悪いとき

# 速く浅い呼吸が及ぼす心と体への影響

**速く浅い呼吸をしているときには
ネガティブな感情が強くなっており、
心が乱れ、不安定な状態になっています。**

## 精神面だけでなく、体にもさまざまな悪影響を及ぼす

心に余裕があり、安心しているときの呼吸数は1分間あたり15～20回程度ですが、不安・緊張・あせり・怒りといった感情のときの呼吸数は1分間に20回以上になっています。

ショックを受けたり、極度に集中したりしているときには、呼吸を止めてしまっているかもしれません。呼吸を止めると脳に届く酸素の量が減り、ネガティブな感情がさらに増幅されます。

呼吸の本来の役割は「良質な血液を細胞の一つひとつに十分に届けること」です。

口や鼻から肺に送られた酸素は、毛細血管から心臓へ、さらに脳や内臓、細胞まで送られています。栄養と酸素を十分に含む良質な血液が全身の細胞に届けられることで健康は保たれるのです。

## 心の状態と呼吸数の違い

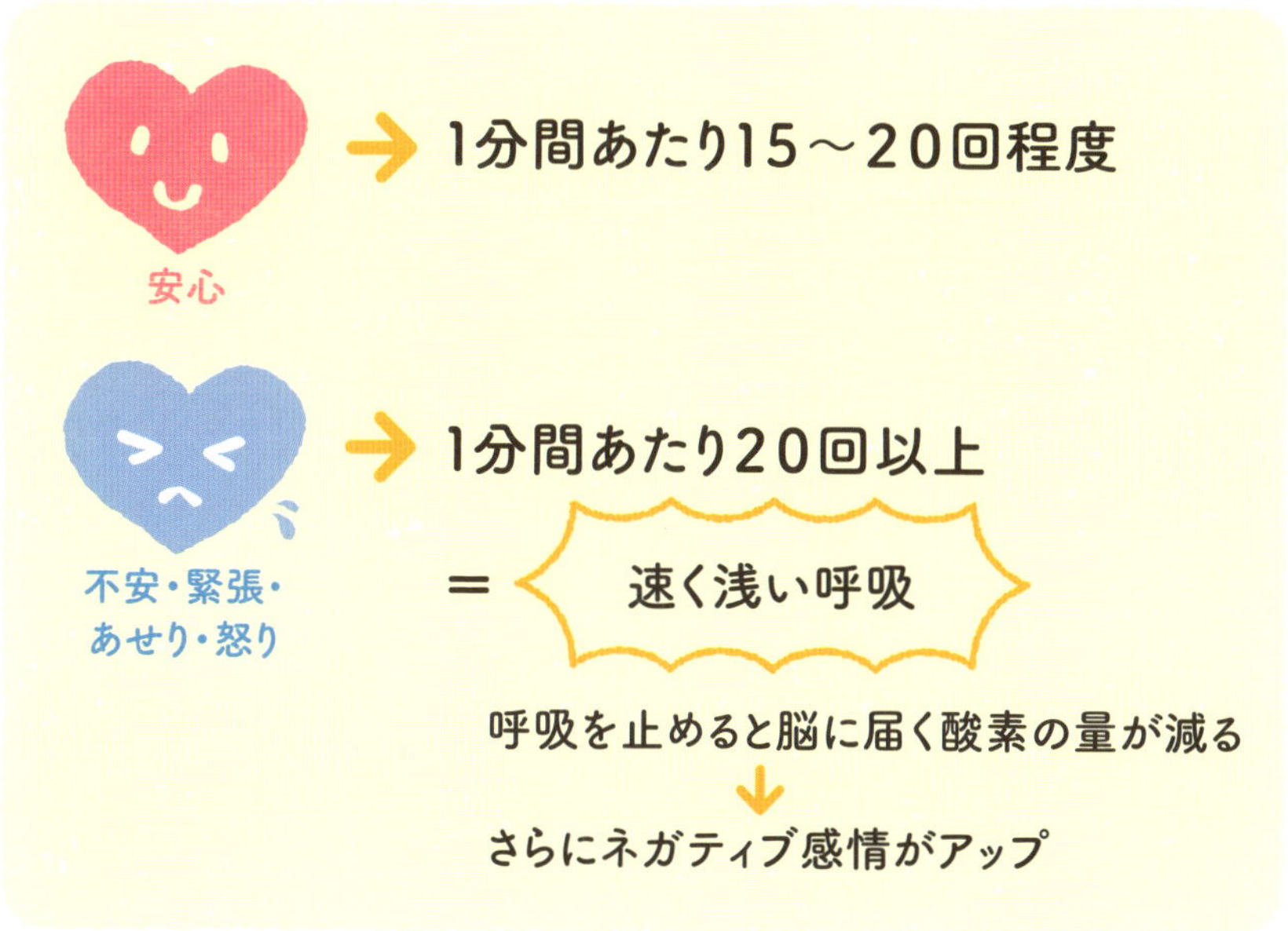


## 血流や代謝が悪くなり肥満や冷え、肩こりなどを招く

速く浅い呼吸が習慣になっていると血流が悪化し、栄養や酸素が全身の細胞へ十分に届けられなくなり、体内の老廃物もうまく排出できなくなります。

そのような状態になると、血圧が上昇しやすくなり代謝も低下します。体が冷えやすくなったり、太りやすくなったりします。リンパの流れも悪くなり、体がむくみ、疲れやすくもなります。

また、姿勢も悪くなりがちなので、骨格がゆがみ、内臓や血管が圧迫されてしまう可能性も。その結果、肺や心臓などに負担がかかり、首や肩もこりやすくなります。このように、日常的に速く浅い呼吸になっていると、体の不調も招きやすくなります。

# 自律神経が整う「健康」呼吸

**人間のあらゆる機能を支配する自律神経。
その「自律神経」と「呼吸」は
密接な関係にあります。**

## 脳と同じくらい重要な自律神経の働き

私たちは、これまで自律神経の研究に力を注いできました。

そこで、呼吸と自律神経はとても密接な関係にあることがよくわかりました。

自律神経は、自分の意思とは無関係に血管や内臓などの働きを支配しています。

食事をしたあと飲食物が自然に消化・吸収されるのも、睡眠中にも休みなく呼吸が行なわれ心臓が動くのも、自律神経が働いているから。また、外気の暑さ寒さにかかわらず体温を一定に保つことができるのも、自律神経の働きによるものです。

呼吸・脈拍・体温・消化・吸収・細胞・免疫・ホルモンの分泌などあらゆる機能を支配する自律神経は、脳と同じくらい重要な神経なのです。

## 交感神経と副交感神経

### 交感神経

- 朝～日中の活動中などに優位に働く
- 心拍数を増やす、血管を収縮させるなど心身を緊張させる。呼吸は速く浅い
- 気分はアクティブ、活動的になる

### 副交感神経

- 夕方～夜間の休息中などに優位に働く
- 心拍数を減らす、血管を拡張するなど、心身の活動を抑える。呼吸はおだやか
- 気分はくつろぎ、リラックスする

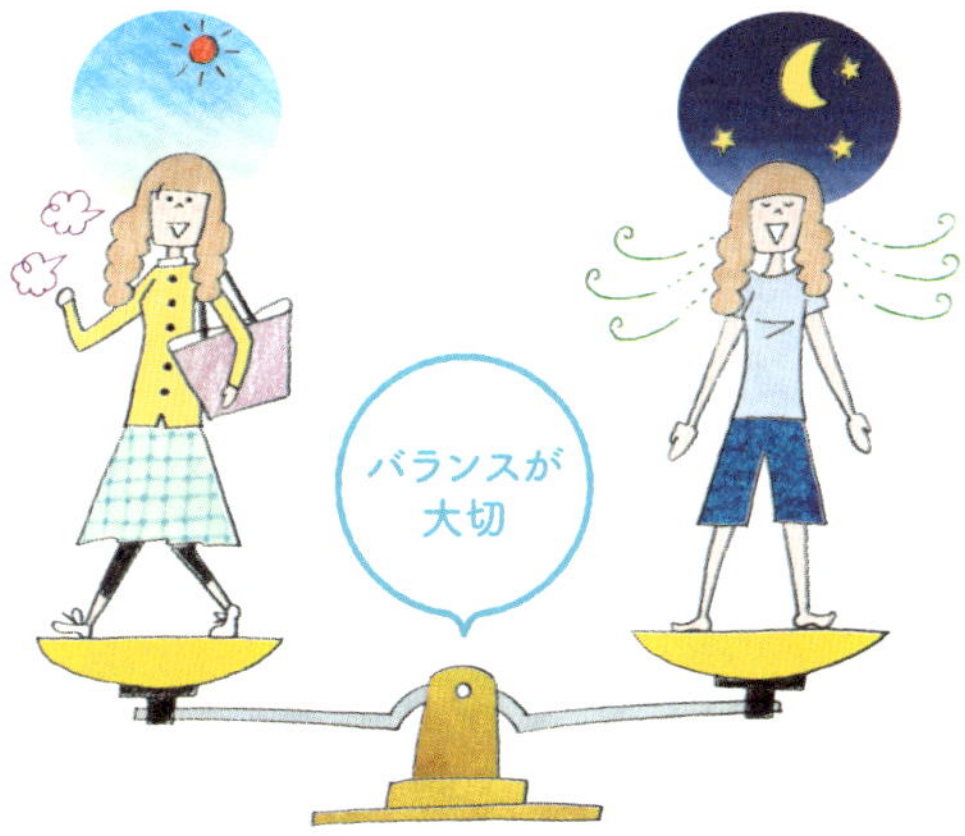


# 自律神経のバランスをとる「健康」を招く呼吸とは？

自律神経には、交感神経と副交感神経の2種類があり、互いに相対する働きを担うことによって、バランスを保っています。

交感神経と副交感神経がバランスよく働いていれば、心身の正常な状態が保たれ、病気や不調は起こりにくくなります。

自律神経と呼吸は密接な関係があり、**速く浅い呼吸は交感神経の働きを高め、ゆっくりした深い呼吸は副交感神経の働きを高めます**。

交感神経も副交感神経もバランスよく働いている状態が理想ですが、現代人は副交感神経の働きが低下しがちです（20ページで詳しく紹介します）。

だからこそ、8～10ページで紹介した「ゆっくり深い呼吸」を数回くり返すことが大切なのです。

# 健康に欠かせない自律神経のバランス

**交感神経はアクセル。副交感神経はブレーキ。**
**これらのバランスがとれていると**
**私たちの健康は保たれます。**

## 交感神経と副交感神経のバランスは4タイプ

交感神経は心身を活発にさせる神経で、副交感神経は心身を落ち着かせ、リラックスさせる神経です。自律神経の働きにおいて、とくに重要なのは、交感神経と副交感神経のバランスです。

自律神経のバランスの状態は、次の４つのタイプに分けられます。

**❶交感神経も副交感神経も高いレベルで働く**
→アクセルもブレーキもきいている状態

**❷交感神経は高く、副交感神経は極端に低い**
→血流や代謝が悪くなって、心身に不調があらわれやすい

**❸交感神経は低く、副交感神経は極端に高い**
→花粉症やぜんそくなどのアレルギー症状が出たり、うつになりやすい

## 2つの神経のバランス4タイプ

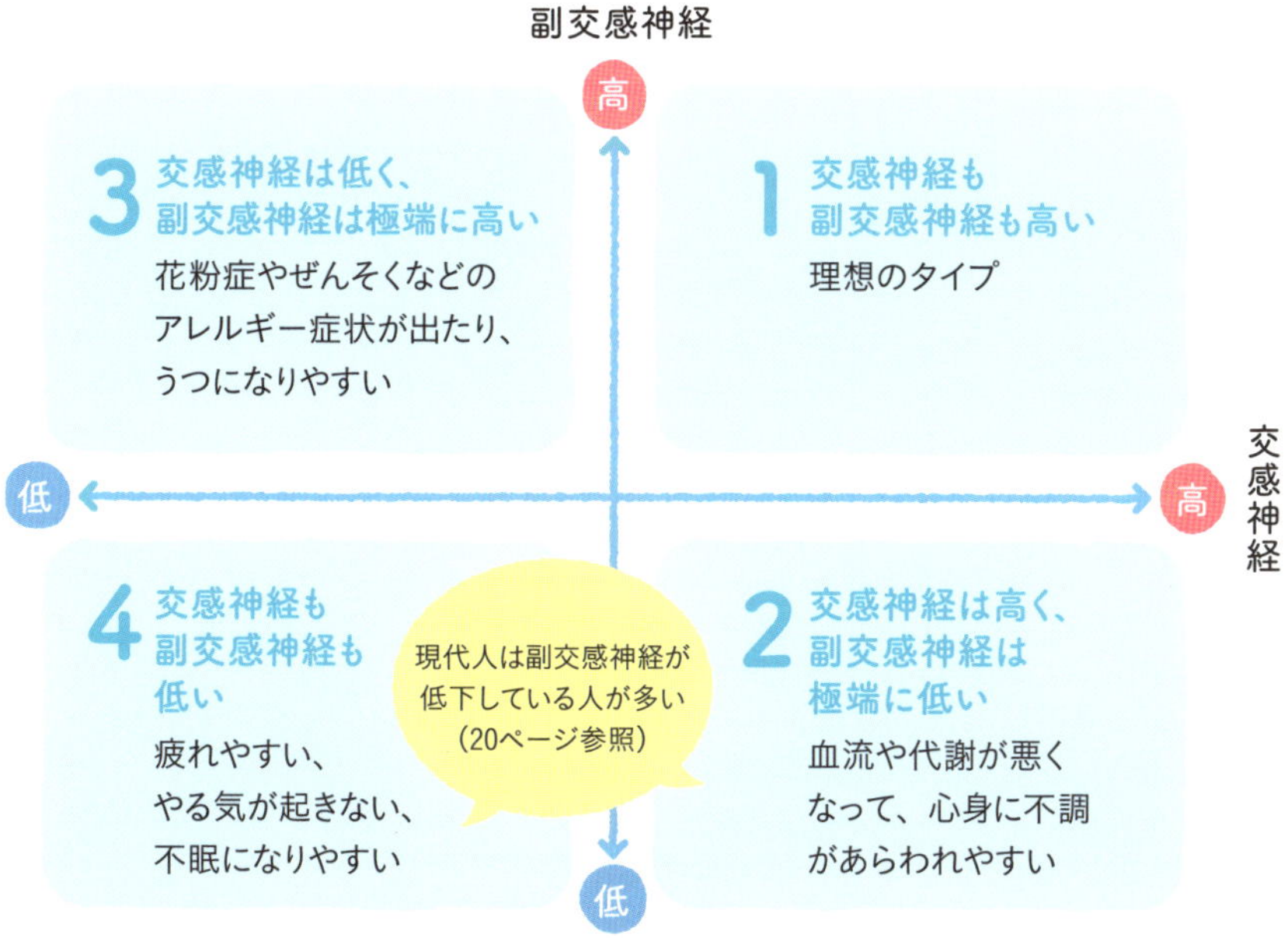
副交感神経
高
低
交感神経
高
低
1 交感神経も副交感神経も高い
理想のタイプ
2 交感神経は高く、副交感神経は極端に低い
血流や代謝が悪くなって、心身に不調があらわれやすい
3 交感神経は低く、副交感神経は極端に高い
花粉症やぜんそくなどのアレルギー症状が出たり、うつになりやすい
4 交感神経も副交感神経も低い
疲れやすい、やる気が起きない、不眠になりやすい
現代人は副交感神経が低下している人が多い（20ページ参照）

**❹交感神経も副交感神経も低い**

→疲れやすい、やる気が起きない、不眠になりやすい

つまり、最も心身の状態がよいのは、交感神経も副交感神経も高いレベルで働き、両者のバランスがとれているときです。

## 2つの神経の理想的なバランスは10：10

交感神経と副交感神経の両方がうまく機能することによって、私たちの健康は保たれています。

交感神経と副交感神経が共に高いレベルで働いているといっても、活発な状況では交感神経がやや優位に働き、リラックスしている状況では副交感神経がやや優位に働くという関係になっています。

# 現代人は、速く浅い呼吸をくり返しがち

**さまざまなストレスがふりかかる現代社会では、どうしても交感神経が過剰に働きがち。現代人の多くは、速く浅い呼吸をしています。**

## 現代人は副交感神経を低下させない呼吸が大切

なんらかの原因で自律神経の交感神経と副交感神経のバランスがくずれると、なんとなく調子が悪い、いつもイライラするといった不調が起こります。その原因こそ、自律神経の乱れであることが多いのです。

17ページでお話ししましたが、速く浅い呼吸は交感神経を高めます。ストレスにさらされ、速く浅い呼吸をくり返す人が多い現代は、副交感神経が低下しがちな人が多いといえるかもしれません。

しかも、副交感神経の働きは、加齢とともにどんどん低下していきます。

私たちは、健康な人の自律神経が加齢によってどのように変化するのか、その変化に男女差があるのかを調べたことがあります。その結果、交感

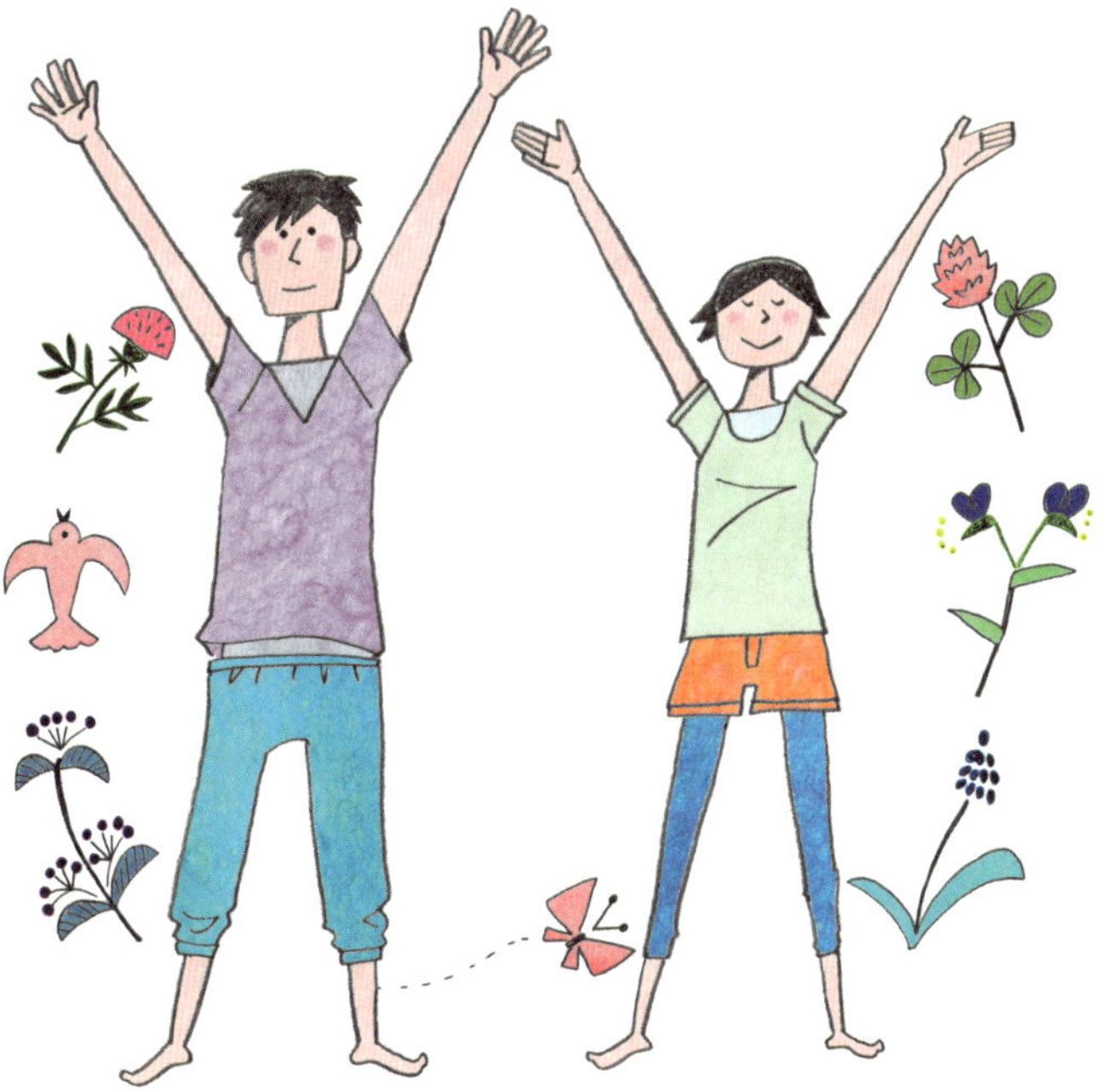

神経のレベルは、加齢による変化も男女差もほとんどみられませんでした。
ところが、副交感神経の活動レベルは、男性は30歳を過ぎたころから、女性は40歳を過ぎたころからガクッと急降下していたのです。

## 呼吸は唯一自分でコントロールできる

自律神経を、自分の意思で動かしたり強弱をつけたりすることはできません。血液の流れも、体温も、ホルモンの分泌も、消化・吸収も自分でコントロールすることができません。

ところが、唯一、自分の意思でコントロールできるのが呼吸なのです。呼吸は、自分で意識すれば、速くもゆっくりも、浅くも深くもできます。

自律神経のバランスを整えるためにも、自分の呼吸のしかたを振り返り、見直すことが大切です。

column ❶

# 「ゆっくり深い呼吸」をする習慣を身につける

「ゆっくり深い呼吸」を身につけるには、まず、急がず、あせらず、ゆっくりした行動をとることが大切。

ゆとりをもって行動するためには、何事も早めに準備をしたり行動したりすることがポイントです。

朝は時間に余裕をもって早めに起き、日中も電車やバスの時間、出社時間、待ち合わせ時間などの10分前には現地に着くようにする、夜は翌日の洋服や持ち物を用意しておくといったことを心がけるのです。

話し方も重要。早口でしゃべると呼吸が速く浅くなります。また、相手は責められているような感じがして、不快になります。それによって相手との関係がこじれると、あなた自身もストレスに……。なるべく感情をおさえ、一定のリズムでゆっくりと話すことを意識しましょう。

そうすれば余裕ができ、予想外のことが起こっても呼吸が乱れることなく対応できるでしょう。

# 2章

# 呼吸で
# 心も体も変わる

呼吸を変えれば、心も体も変わり、
人生も変わるといえます。
本章では「ゆっくり深い呼吸」をすることの重要性とその効果、
またさまざま呼吸法について紹介します。

# パフォーマンスが高い人は、呼吸を「意識」している

**彼らは、一定のリズムのゆっくりした呼吸を意識しています。そうすることで自律神経が整い、最高のパフォーマンスを発揮しています。**

## トップアスリートは呼吸を乱さない

私たちは医師として、プロのトップアスリートたちを中心に、自律神経を整え、パフォーマンスを向上させる方法を指導してきました。そのひとつが、呼吸のしかたです。

ここ一番のとき、一般の人は緊張したりプレッシャーを感じたりして、無意識に息を止めていることが多いものです。プロのアスリートのなかにも競技大会の直前やスランプに陥ったとき、呼吸が速く浅くなっている人もいます。

そこで私たちは、ふだんのトレーニングや練習をするときから、ゆっくり深い呼吸をすること、息を止めないようにすることを指導しています。呼吸が速く浅くなると交感神経が過緊張になり、脳に届く酸素が減ったり、筋肉の感覚にずれが生

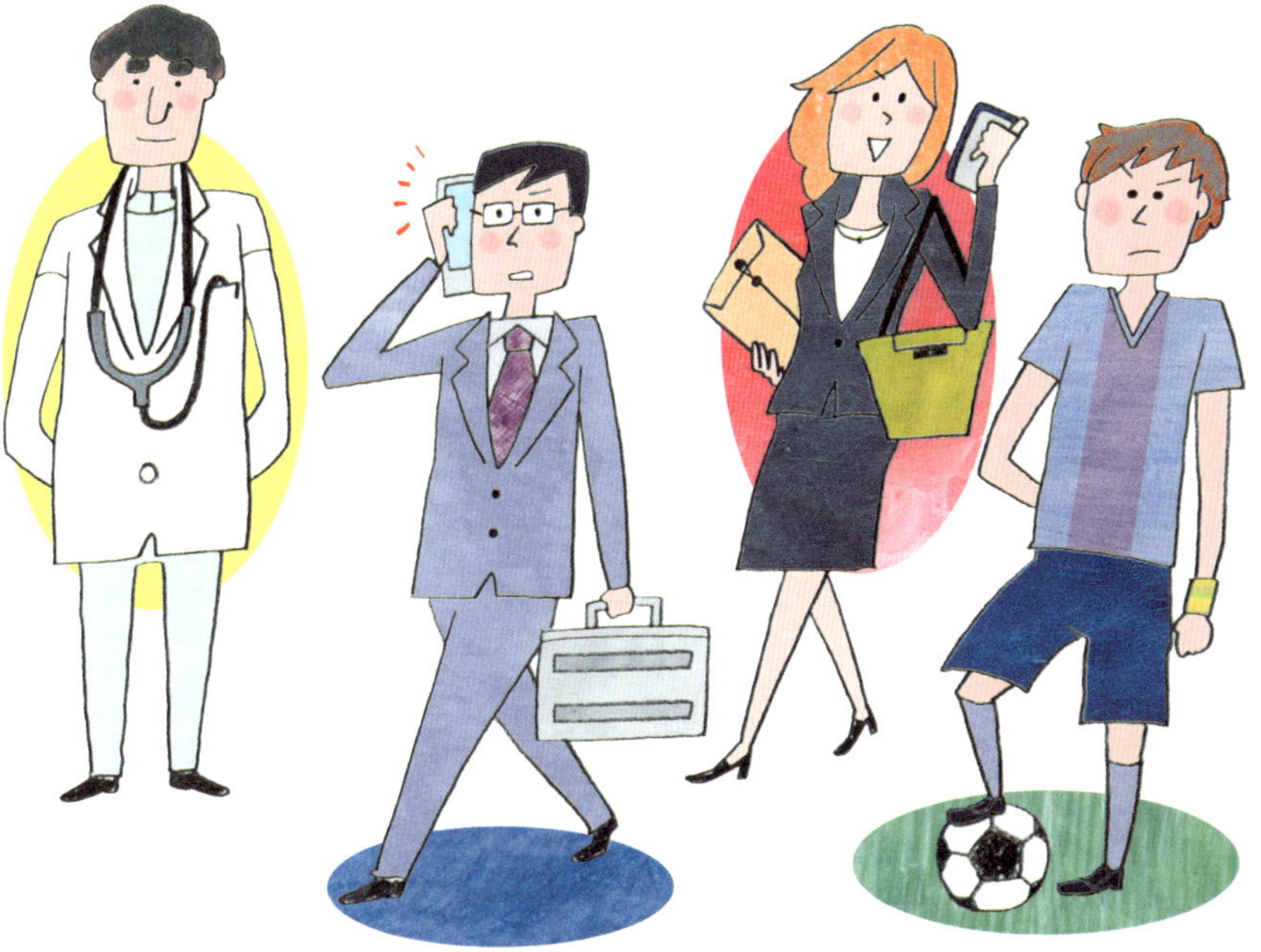

じたりして、本来の力が発揮できなくなるのです。
トップレベルで活躍するアスリートは、決して呼吸が乱れません。一定のリズムのゆっくりした呼吸をくり返して安定させているのです。

## 超一流といわれる人は ゆっくり深い呼吸をしている

自律神経は、心身の状態を整える神経です。つまり、自律神経を整えることは、心身の状態を整えることであり、自分のコンディションを整え、実力を最大限に発揮することにつながるのです。

私たちが知るスーパー外科医や企業のトップなど超一流といわれる人たちの呼吸も、何かあっても深くゆっくりと落ち着いていて、動じることはありません。彼らは、ゆっくりした深い呼吸がいかに自分のパフォーマンスを上げるために大切かを知っているのでしょう。

# 呼吸を「意識」して、コントロールする

心身が張りつめているとき、深呼吸をするだけで
緊張がほぐれるといった経験は誰にでもあるもの。
その呼吸法を毎日の習慣にしてみましょう。

## 自分の呼吸のしかたを意識することから

一日中時間に追われ、さまざまなストレスを抱える現代人は、心が不安定になりがちで、呼吸が速く浅くなっています。

呼吸が速く浅くなると交感神経が過剰に働き、心身が緊張状態に陥り、心身にさまざまな悪影響があらわれてきます。その緊張を解きほぐす第一の方法としておすすめしたいのが、**自分の「呼吸のしかた」を意識すること**です。

自分が「速く浅い呼吸をしているな」と感じたら、意識して「ゆっくり深い呼吸をする」ことを心がけてください。これが、質のよい呼吸法の基本中の基本です。

次項目からは、ゆっくり深い呼吸をくり返す効果を紹介していきます。

## 「ゆっくり深い呼吸」の効果

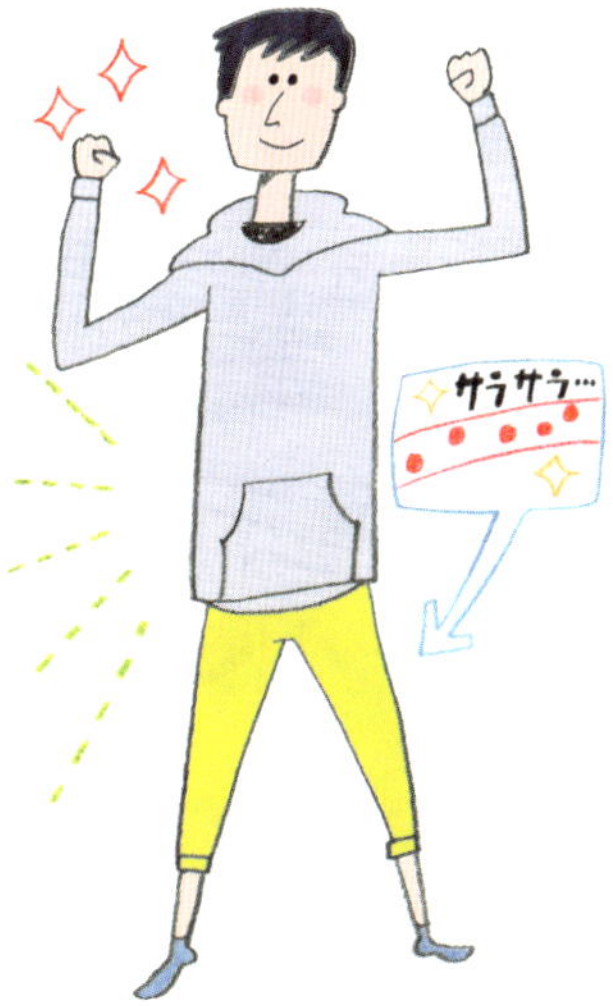


血流がよくなる
→28ページ

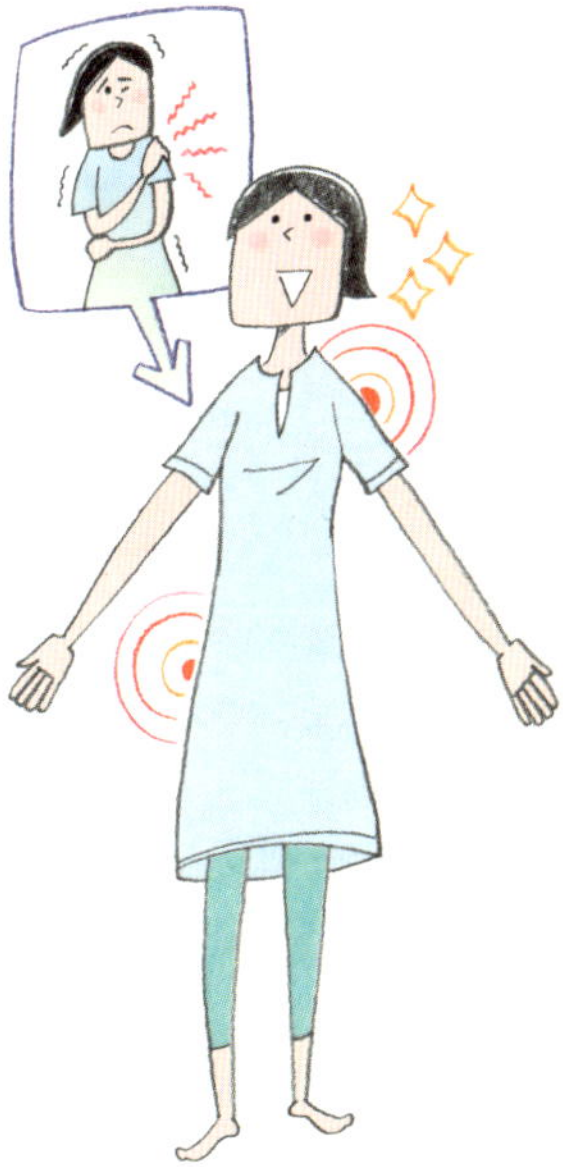

肩こり、冷え、ダイエットに
→30ページ

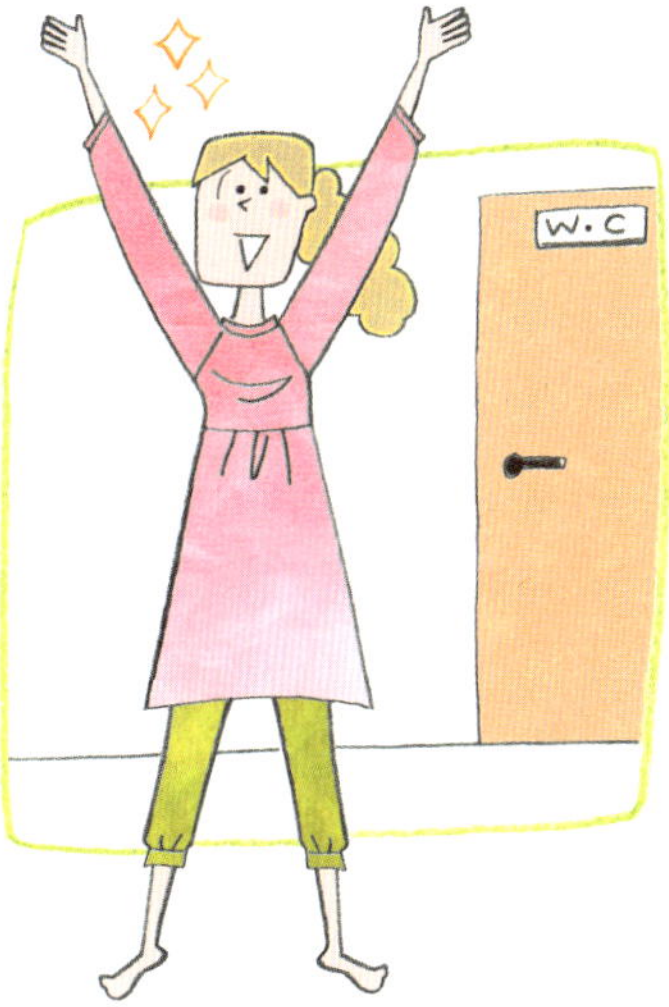


腸内環境を整える
→32ページ

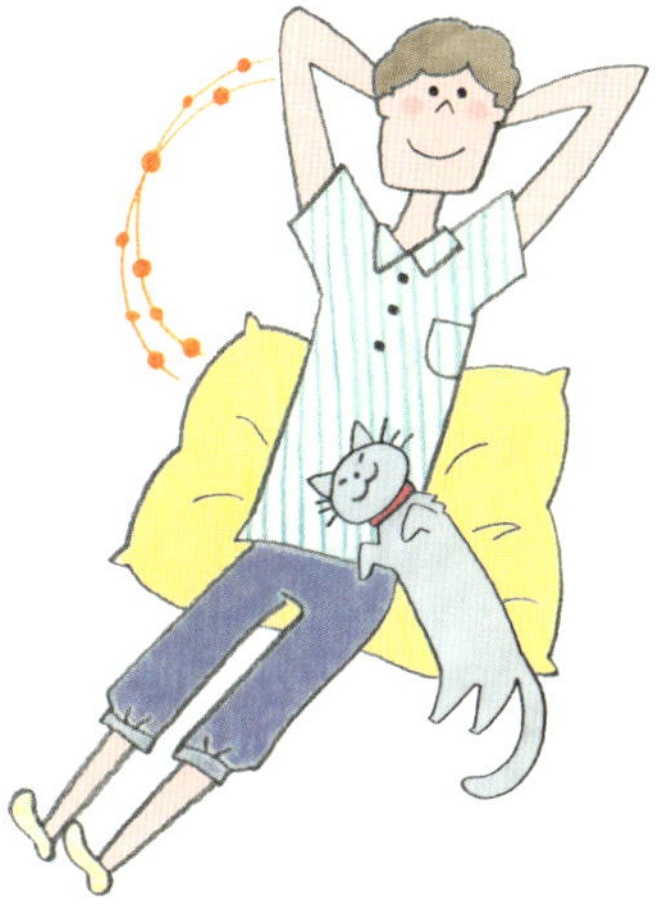

心が落ち着き、リラックスできる
→34ページ

ゆっくり深い呼吸の効果①

# 血流がよくなる

**血管の動きをコントロールする自律神経。
バランスが整っていると血管の動きがよくなるので
血流が促進されます。**

## 血管の動きを支配する自律神経

私たちの体の細胞は、60兆個もあります。それぞれが正常に機能するために必要な栄養と酸素は、食事と呼吸でとり込まれ、肺と腸で吸収され、血流にのってそれぞれの細胞に運ばれています。

自律神経は血管の動きをコントロールしており、交感神経は血管を収縮させ、副交感神経は血管を弛緩《しかん》させます。両者の神経のバランスがよければ血管の収縮と弛緩がリズミカルにくり返され、血流がよくなります。

ところが、現代は交感神経が高くなりやすく、副交感神経が低くなりやすい人が多い時代。交感神経が過剰に働くようになると血管が収縮し、血流が悪くなります。血流が悪化すると血液の質も悪くなり、ドロドロと汚れてしまいます。

## 血管の収縮と弛緩《しかん》をリズミカルに

血管の動きをコントロールする自律神経のバランスを、呼吸で整える。
自律神経のバランスがよければ、収縮と弛緩はリズミカルに行なわれる。

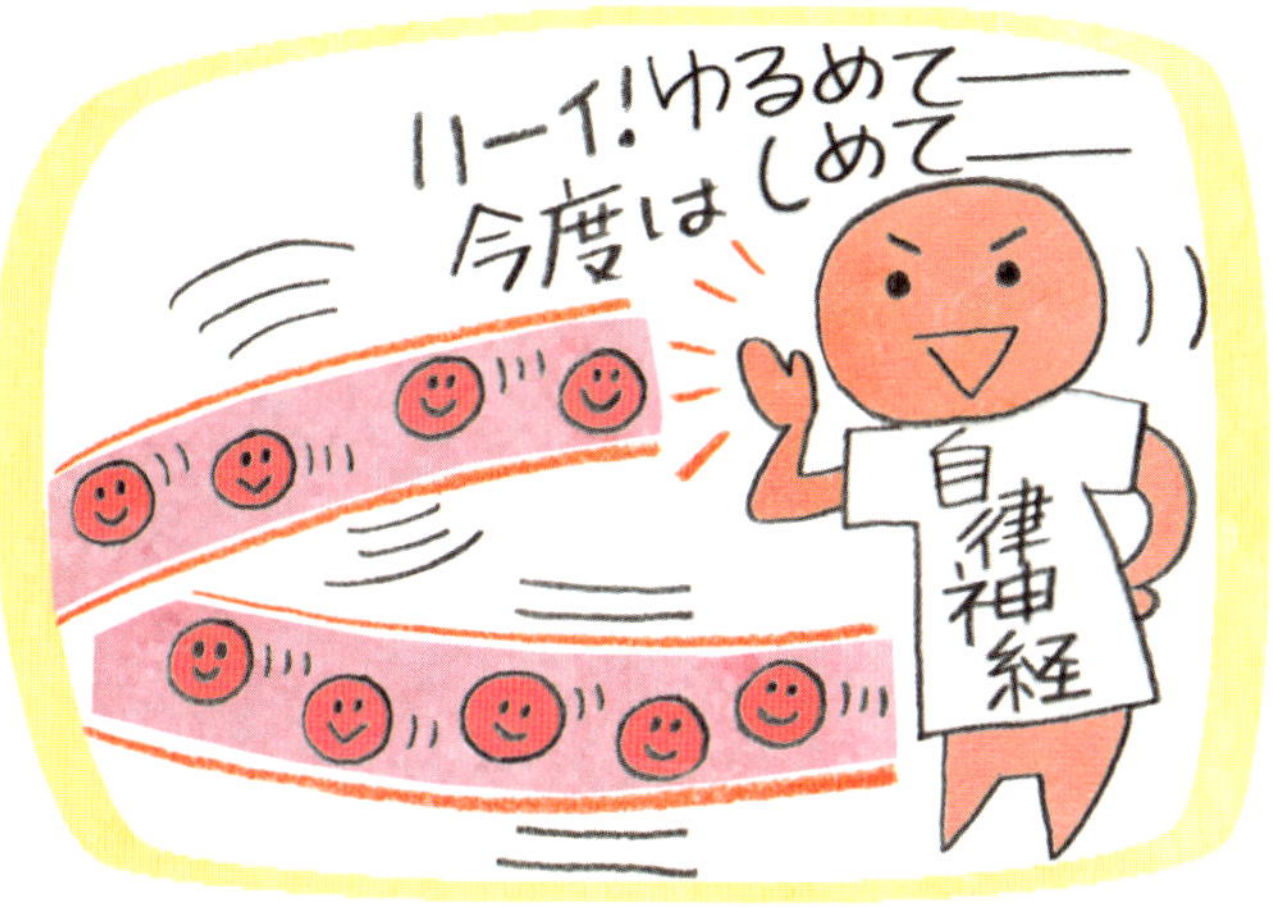


## 血圧の安定や免疫力の強化も

ゆっくり深い呼吸をくり返し行なっていると、副交感神経が優位に働くようになり、血液中の酸素が増え、きれいな血液が体のすみずみまで流れるようになります。血管を拡張させるプロスタグランジンという物質も分泌されるので、その結果、血圧が安定し、細胞の働きも活性化します。

また、ゆっくり深い呼吸をする習慣が身につけば、免疫力の向上も期待できます。

免疫とは、細菌やウイルスから私たちの体を守ってくれる防御システムのこと。

自律神経が乱れると免疫力が低下します。ゆっくり深い呼吸をすると自律神経のバランスが整い、血液中に免疫細胞のリンパ球が増え、免疫力が強化されます。

ゆっくり深い呼吸の効果②

# 肩こり、冷え、ダイエットに

**血流がよくなると、こりや冷えが改善されます。**
**さらに腹式呼吸をプラスすれば、ダイエット効果も。**
**リンパの流れもよくなりむくみも解消。**

## やせ体質になり、肩・首のこりや冷えも改善

ゆっくり深い呼吸をする習慣が身につくと、副交感神経の働きが優位になり、血流がよくなります。そのため、血液循環の悪化が原因の、首や肩のこりが改善する人も少なくありません。

また、正しい姿勢でゆっくり深い呼吸をすると、首や肩の筋肉も自然にストレッチされ、首こりや肩こりの防止に役立ちます。

ゆっくり深い呼吸で血流がよくなれば、体の冷えも改善できます。交感神経だけが過剰に働いていると、体のすみずみまで血液が流れず、筋肉もこわばり、体が冷えやすくなります。

また、ゆっくり深い呼吸に腹式呼吸（38〜39ページ参照）もプラスすれば、ダイエット効果も期待できます。腹式呼吸は、おなかを大きく伸び縮みさ

## 呼吸で、こり・冷え・むくみを解消する

ゆっくり深い呼吸によって血流がよくなることで、
こりや冷え、むくみを解消できる。

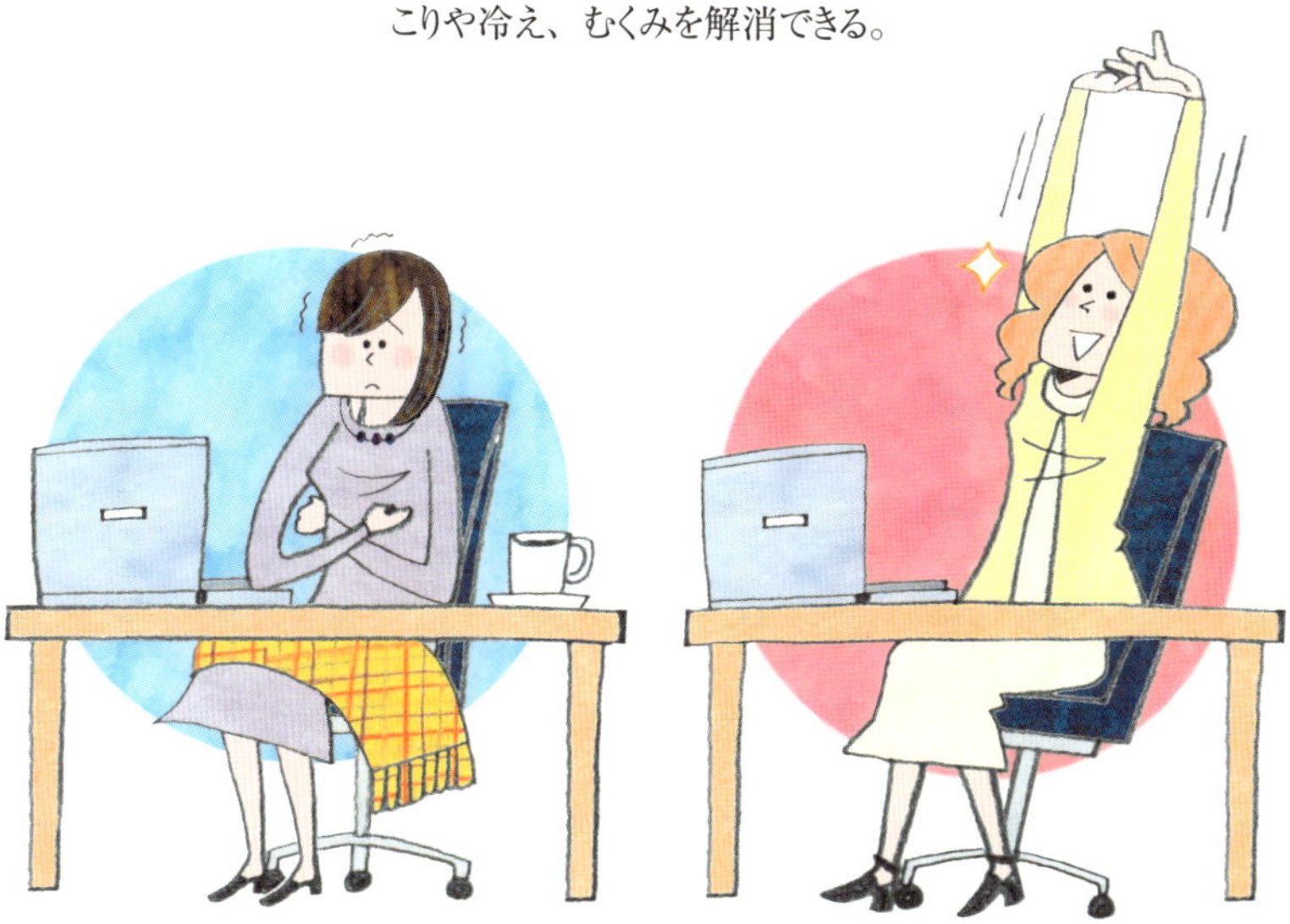

せるので腹筋が鍛えられ、**内臓脂肪が減っておなかがやせる効果を発揮するのです**。さらに内臓も活発に動くようになり、基礎代謝量（安静にしているときの消費エネルギー量）がアップします。そして太りにくく、やせやすい体質に変わっていきます。

### むくみ知らずで美しい姿勢に

ゆっくり深い呼吸を続けるとリンパの流れもよくなります。すると体内の老廃物が排出されやすくなり、むくみや疲労の解消も期待できます。

また、ゆっくり深い呼吸をするときには、胸の筋肉や背骨の両側にある脊柱《せきちゅう》起立筋《きりつきん》という筋肉が使われます。すると、自然にねこ背が改善され、若々しく美しい姿勢を身につけることができるようになります。

## ゆっくり深い呼吸の効果③

# 腸内環境を整える

**ゆっくり深い呼吸をくり返すと、
最大の免疫器官である腸の働きを正常にし、
免疫が正常に機能するようになります。**

### 自律神経のバランスが乱れると便秘になりやすい

自律神経は腸の働きもコントロールしています。交感神経と副交感神経がバランスよく働いていれば腸は正常に働きますが、両者の神経のバランスが乱れると腸の働きも乱れてしまいます。

口からとり入れた飲食物を運ぶ腸のぜん動運動は、副交感神経が高いレベルで活動するときに活発になります。そのため、交感神経が過剰に働いているとぜん動運動が衰え、便秘をはじめとする腸トラブルを引き起こしやすくなります。

なお、副交感神経だけが過剰に働くのも問題で、腸が収縮するタイプの便秘を招く原因になります。

腸内環境と血液の質も密接な関係があります。

腸内には、１００種類以上、１００兆個もの腸内細菌がすみついており、善玉菌と悪玉菌が常に

## 呼吸で、腸の働きを正常に保つ

腸の働きは、自律神経によってコントロールされている。
副交感神経を高めると、腸のぜん動運動は活発になる。

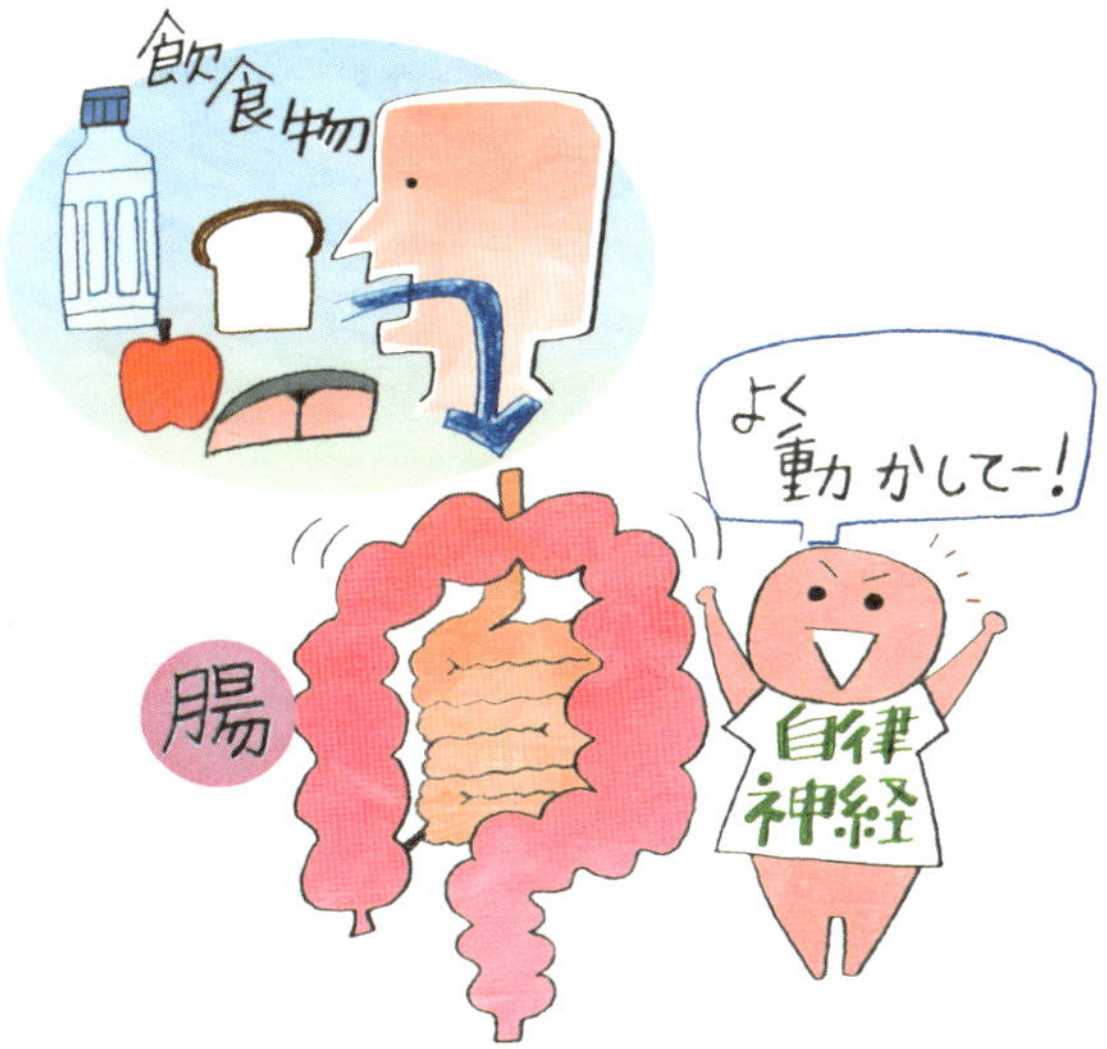


勢力争いをしています。

腸内の悪玉菌が増え、善玉菌が少なくなると、食べ物のカスや腐敗した便から毒素（有害物質）が大量に発生します。この有害物質が血流にのって全身に運ばれ、血液がドロドロに汚れてしまうと、血管や内臓の病気だけでなく、肌や髪のつややハリも失われてしまいます。

## ゆっくり深い呼吸で免疫の働きも正常に

腸は体内で最大の免疫器官ともいわれ、全身の免疫細胞の8割程度が腸に集中しています。腸が順調に働いていれば免疫が正常に機能し、外部から細菌やウイルスが侵入するのを防ぎます。

ゆっくり深い呼吸が習慣になると副交感神経の働きが高まるため、腸や免疫の働きにもよい影響が及びます。

ゆっくり深い呼吸の効果④

# 心が落ち着き、リラックスできる

**不安やプレッシャーを感じたり、イライラすると呼吸は速く浅くなりがち。副交感神経を刺激して、心身をリラックスさせましょう。**

## 呼吸を変えれば心の状態も変わる

自律神経の働きを測定する機械で調べたところ、ポジティブな感情のときには自律神経のバランスが整っていますが、ネガティブな感情を抱くとバランスは大きく乱れていました。

自律神経のバランスを心の状態であらわすと、交感神経は緊張・興奮、副交感神経は余裕・安心といえます。

不安やプレッシャーを感じたり、怒ったりイライラしたりすると呼吸は速く浅くなり、交感神経の働きが高まります。

ゆっくり深い呼吸をすると、副交感神経が刺激され、血管が開き、体の末梢まで血液がいき渡ります。すると筋肉が弛緩するため、心身がリラックスしていきます。

### 呼吸で、心の状態も変わる

自律神経のバランスを心の状態であらわすと以下のようになる。
呼吸のスピードも関係する。

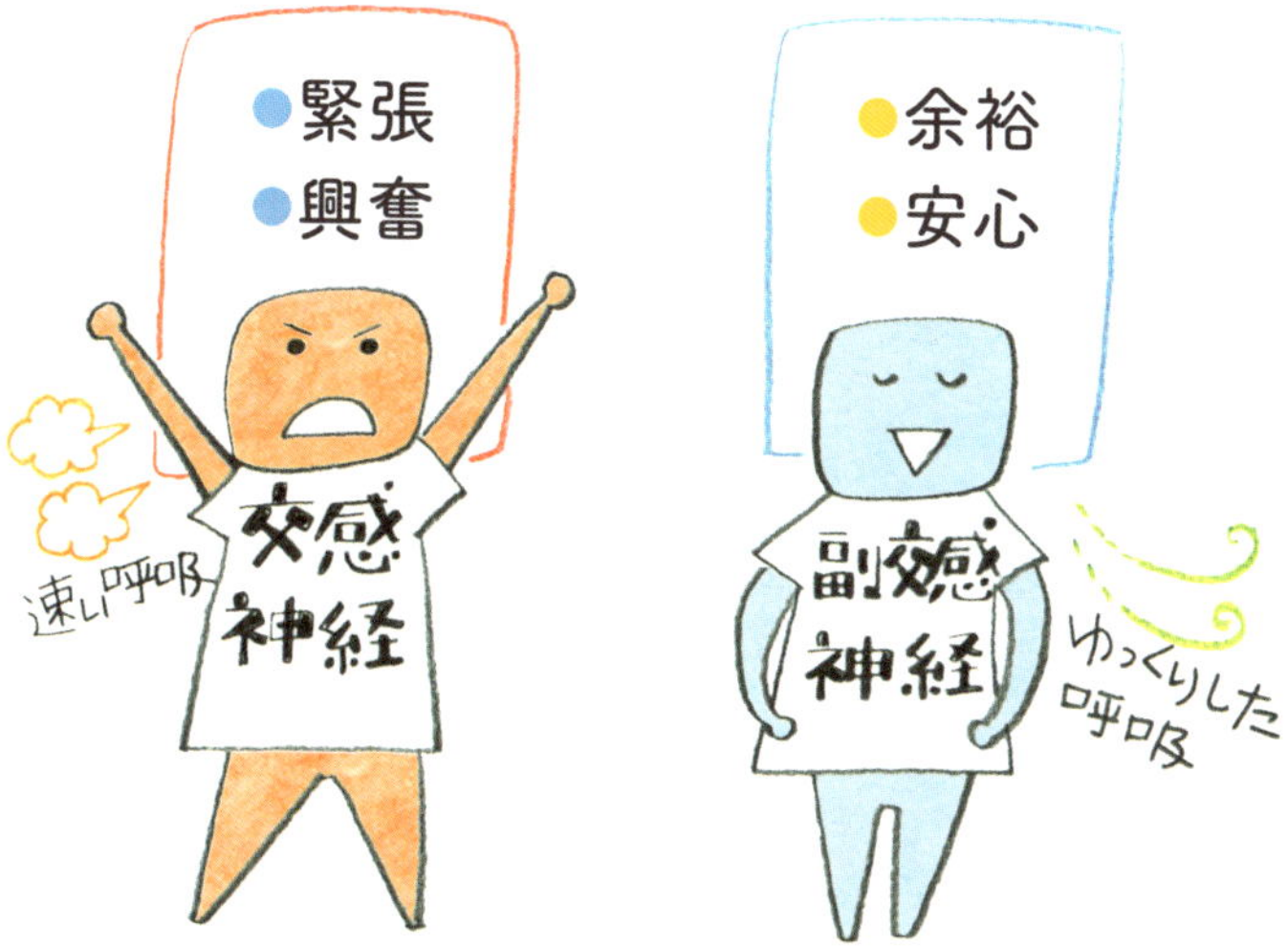


## ゆっくり深い呼吸でネガティブな感情を手離す

さらに、しっかりと呼吸すると、脳内のセロトニンが活性化するといわれています。脳内の神経伝達物質のなかで、心の状態や行動に関係しているのがセロトニンです。

セロトニンは、ドーパミン（過剰分泌されると依存症などの異常行動を起こしやすくなる）やノルアドレナリン（過剰分泌されると不安、ストレス、不快を感じやすくなる）の働きをコントロールし、心のバランスを整え、脳の覚醒や自律神経の調整などにかかわっています。

ネガティブな感情を抱いていることに気づいたら、ゆっくりと深く呼吸することを心がけましょう。心が落ち着き、ストレス解消に役立ちます。

さまざまな呼吸法①

# ワンツー呼吸法

**息を吸う時間と吐く時間の比率を**
**1対2にする呼吸法。**
**交感神経と副交感神経のバランスが整います。**

## 息を吐く時間を吸う時間の2倍にする

ここまでゆっくり深い呼吸の効果を紹介してきました。２章の最後では、さまざまな呼吸法について紹介します。ゆっくり深い呼吸に加え、私たちがすすめているのが「ワンツー呼吸法」です。

これは、

**❶3〜4秒かけて息を吸う**
**❷口をすぼめ、6〜8秒かけて息を吐く**

という呼吸法を続けるものです。つまり、息を吸う時間と吐く時間を１対２の割合にして呼吸をくり返すのです。

息を吸うよりも吐く時間を長くすることによって、肺が入っている胸腔《きょうくう》という胸の空間の圧力が上がってきます。

胸腔のなかには、圧力を感知する受容体があり、

### ワンツー呼吸法のやり方

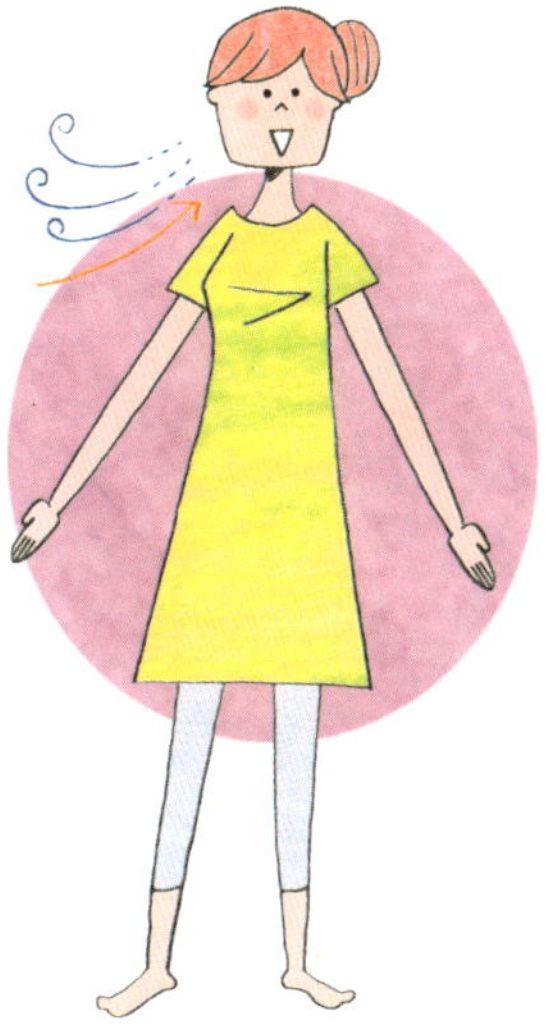

❶3〜4秒かけて息を吸う

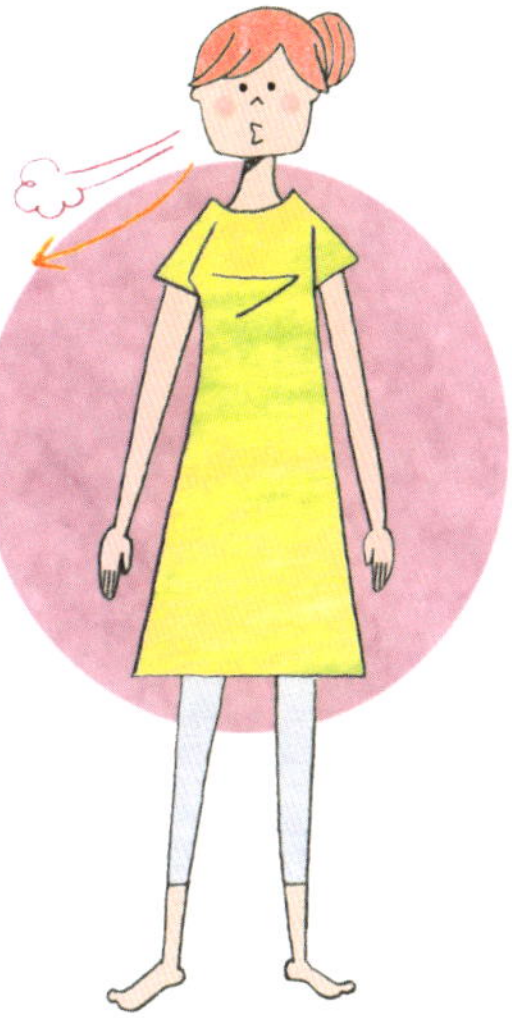

❷口をすぼめ6〜8秒かけて息を吐く

この受容体が刺激を受けることによって自律神経の副交感神経の働きがアップします。

息を吐く時間が長いほど、受容体が刺激を受ける時間も長くなるため、副交感神経の働きをよりアップさせることができるのです。

## 疲れているときやリラックスしたいときに

自律神経の働きを測定する機械で測定してみると、自律神経が乱れている人でも「ワンツー呼吸法」を続けているうちに交感神経と副交感神経のバランスが整ってくることが明らかになっています。

「ワンツー呼吸法」をするときにも背すじを伸ばし、胸を張り、姿勢を正すようにしましょう。

とくに**緊張したときや、あせったときに行なうのがおすすめ**です。

## さまざまな呼吸法②

# 腹式呼吸

おなかを使って行なう呼吸。内臓の動きを活性化し、
血流がよくなり、セロトニンも分泌されて
心がゆったりした気分になれます。

### おなかをふくらませたりへこませたりする呼吸法

本書で紹介する腹式呼吸は、鼻で息を吸いながらおなかをふくらませ、口で息を吐きながらおなかをへこませる呼吸法です。

呼吸運動を司る肺は、みずから伸縮する力はなく、胸腔《きょうくう》という空間のなかに入っています。この胸腔がふくらんだり縮んだりして肺のなかに空気を出し入れしています。そして、胸腔を動かしているのが、そのまわりにある呼吸筋と呼ばれる筋肉群です。

腹式呼吸をすると、胴体のほぼ中央にあるドーム型をした横隔膜《おうかくまく》という呼吸筋が上下に動きます。この横隔膜に自律神経が密集しているため、意識的にゆっくり息を吐けば副交感神経の働きが優位になるのです。

### 腹式呼吸法のやり方

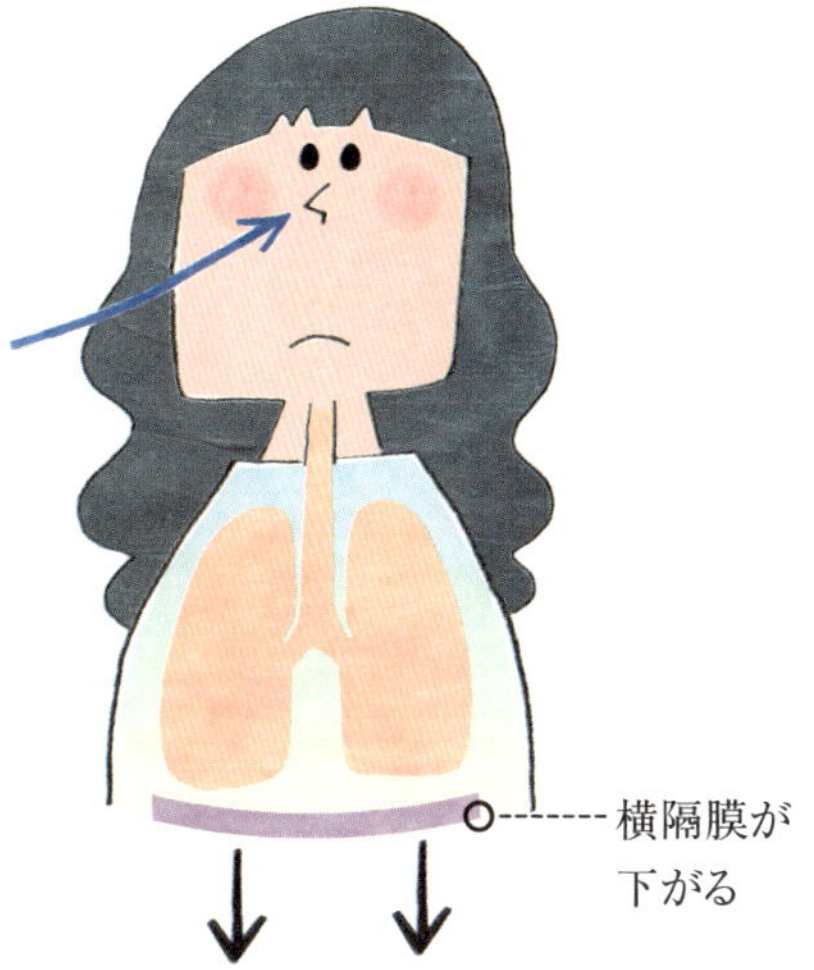


❶鼻で息を吸う
（おなかがふくらむ）

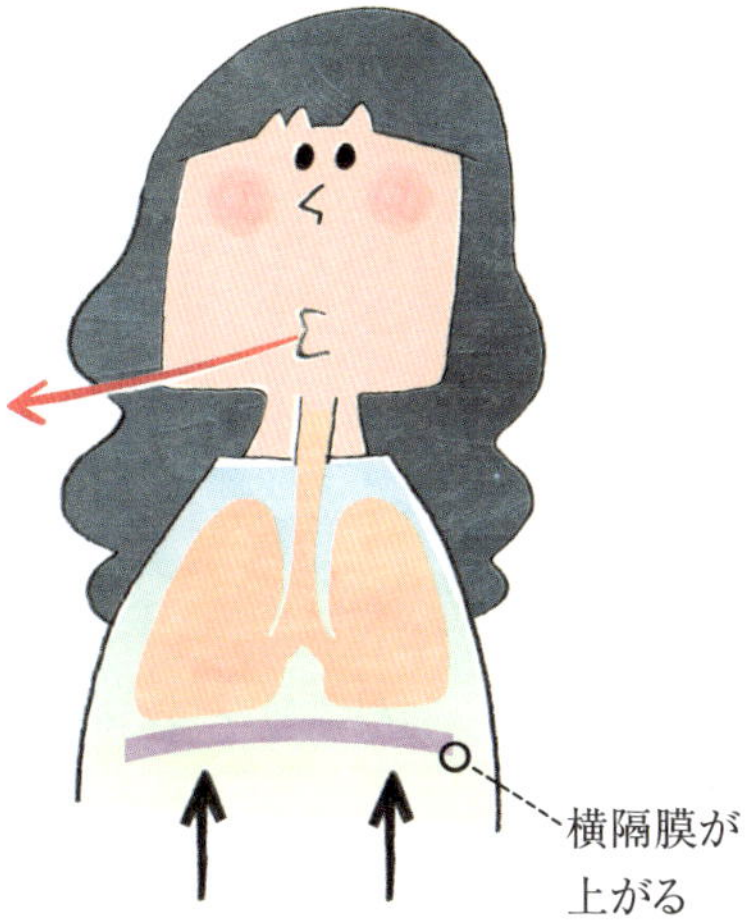


❷口で息を吐く
（おなかがへこむ）

## 内臓のマッサージ効果や心を安定させる作用が

腹式呼吸では、おなかを使って呼吸をするので、内臓の働きが活性化し、消化吸収が活発になります。

また、深い呼吸をすることによって血流がよくなり、こり・冷え・便秘の改善に役立ちます。

腹式呼吸を続けると、35ページでも紹介した心を安定させる脳内物質のセロトニンの分泌も促されるため、ゆったりした気分になります。

最初から腹式呼吸をうまくできる人はあまりいません。

慣れないうちは、仰向けに寝て、おなかに本をのせ、呼吸をするたびに本が上下しているか確認してみましょう。

さまざまな呼吸法③

# 丹田呼吸

**丹田を意識して行なう呼吸法。心肺機能が高まり、血流が促進され、新陳代謝も高まります。集中力をアップさせたいときにも効果的。**

## おへその下に意識を集中する

「丹田《たんでん》」とは、おへそから指3本分くらい下の場所を指します。ここに意識を集中して腹式呼吸を行なう呼吸法が丹田呼吸です。

丹田に空気を集めるようにイメージしながら呼吸をすることによって、肺が入っている胸腔の圧力が高まり、横隔膜が持ち上げられます。そのことによって、息が吐き出しやすくなります。

## 心肺機能が高まり血流もよくなる

丹田呼吸をするときは、丹田に息を満たすように鼻からゆっくりと吸い、鼻からゆっくりと吐きます。丹田から息を吐ききるようにします。

丹田呼吸をすることで、おなかまわりの内臓が

## 丹田呼吸法のやり方

❶丹田に息を満たすように鼻からゆっくり息を吸う

↓

❷鼻からゆっくりと息を吐く

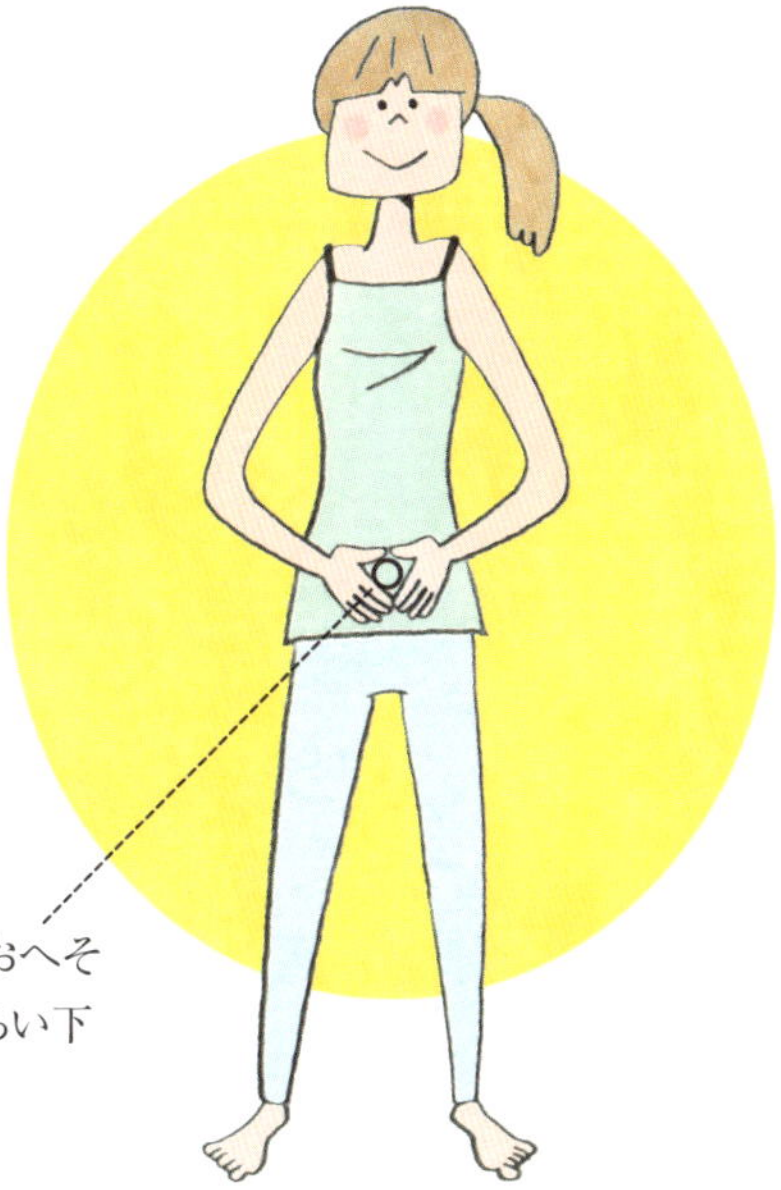


マッサージされ、心肺機能が高まります。血流も促進し、新陳代謝を高めることに役立ちます。

ただし、丹田ではなく、下腹部に力を入れ、いきんで呼吸をすると貧血やめまいを起こしたり、血圧が上がったりするので注意が必要です。

丹田呼吸を続けると、精神に好影響をもたらす効果も期待できます。

昔から、気功や太極拳などは、丹田呼吸を活用して行なわれてきました。丹田に意識を集中することで雑念を払い、集中力を高め、心をやすらかにすると考えられているのです。

3章からはゆっくり深い呼吸をするためのエクササイズを紹介します。36ページからさまざまな呼吸法を紹介しましたが、本書のエクササイズではひとつの呼吸法にこだわりません。とにかく「ゆっくり深く呼吸をする」習慣が身につくエクササイズになっています。

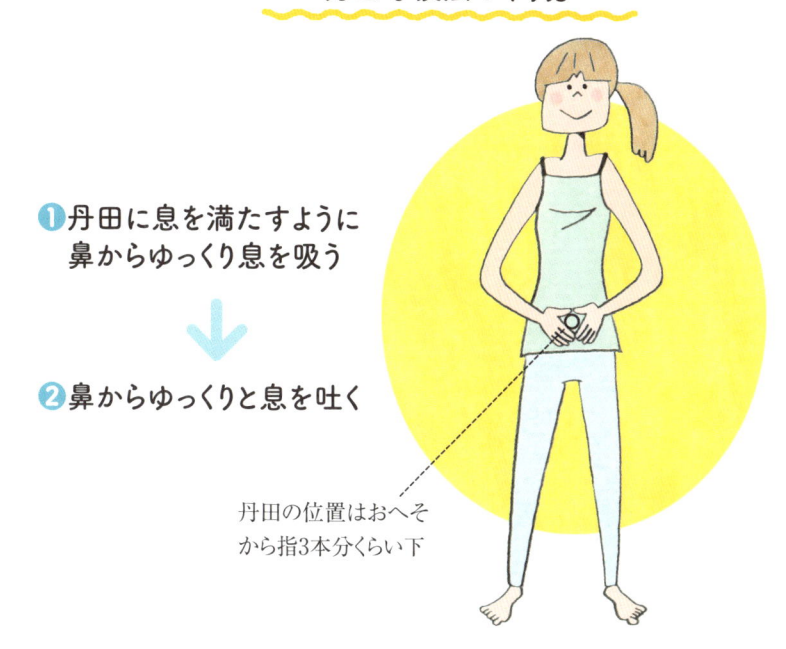

column ❷

# 副交感神経が過剰だとやる気が起きない

ここまで副交感神経の働きを高める呼吸について紹介してきましたが、副交感神経が過剰に働くと、何をするにも無気力になり、重症になると、うつ状態になるおそれもあります。

こうしたタイプの人は、あえて交感神経を優位にして自律神経のバランスを整えることが大切です。交感神経を優位にするためには、胸式呼吸がおすすめです。

胸式呼吸をするときには、肋骨と肋骨をつないでいる肋間《ろっかん》筋《きん》という筋肉が使われ、息を吸うときには胸がふくらみ、吐くときには胸が平らになります。胸式呼吸は速く浅い呼吸をするので、心身のリラックス効果はありませんが、スッキリと目覚めたいときなどに行なうと効果的です。

### 「胸式呼吸」のやり方

1. 鼻からゆっくり息を吸い込み、胸が広がっていくことを意識する。
2. 口からゆっくり息を吐き出し、胸が閉じていくことを意識する。

# 3章

# 呼吸×エクササイズ
## 〜日常編〜

本章からは「呼吸」と「動き」を組み合わせた、
ゆっくり深い呼吸をするための
エクササイズを紹介します。
この章は朝昼晩の時間別におすすめのエクササイズです。

# 呼吸エクササイズの効果とやり方

**本章から紹介するのは、医学的根拠を元に開発された、自律神経を整える「ゆっくり深い呼吸」をするためのエクササイズ。簡単なのに効果的な理由を、その実践方法と共に紹介します。**

## ゆっくり深い呼吸が自律神経を整える

1、2章で紹介してきた「ゆっくり深い呼吸」をするための呼吸エクササイズの大きな特長は、自律神経に着目する点です。

エクササイズと聞くと、筋トレやストレッチなど体の外側を鍛えたりほぐしたりするものをイメージする人が多いかもしれません。

その点、本章から紹介するエクササイズは、**自律神経のバランスと密接に関わっている「呼吸のためのエクササイズ」**といえるでしょう。

つまり、体の外側ではなく、中身をバージョンアップするという考え方です。

自律神経は、血管の動きをコントロールします。呼吸エクササイズを行なうことで自律神経を整えれば、27ページで紹介したように、血流がよく

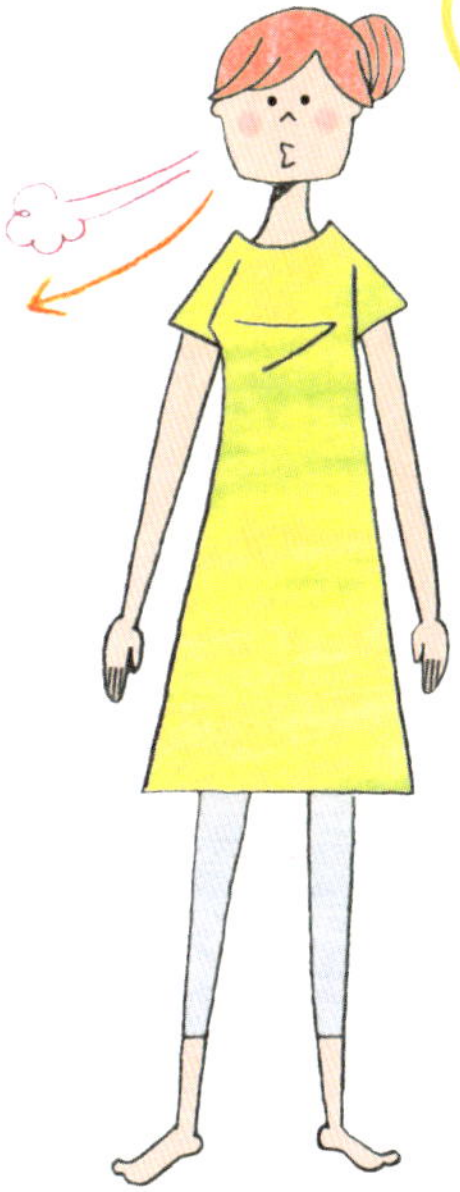

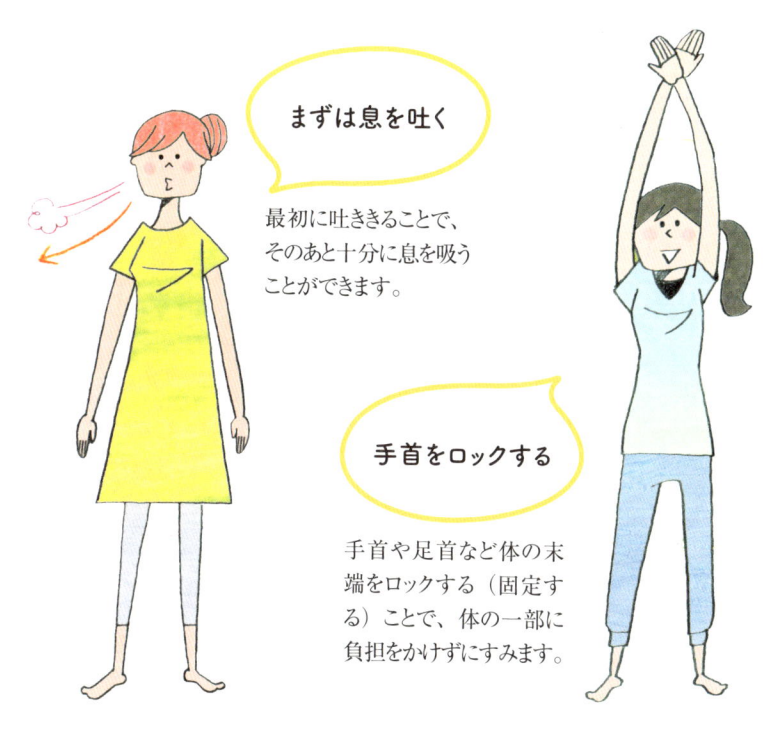

**まずは息を吐く**

最初に吐ききることで、そのあと十分に息を吸うことができます。

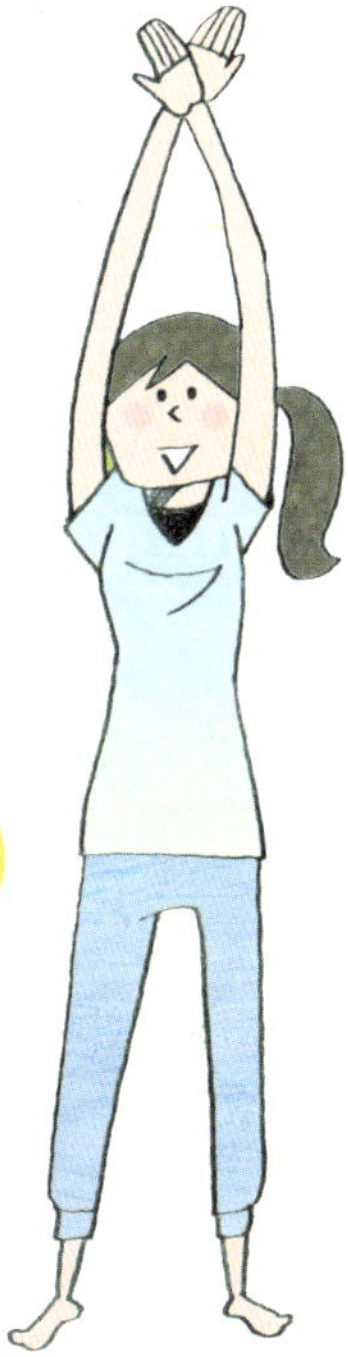

**手首をロックする**

手首や足首など体の末端をロックする（固定する）ことで、体の一部に負担をかけずにすみます。

なり、肩こりや冷えが解消し、腸内環境の改善、リラックス効果なども期待できます。

まずは、呼吸エクササイズの効果をアップさせるいくつかのコツを紹介しておきます。

**①ゆっくり深く呼吸すること**

鼻から息を吸い込み口から吐きます。とくに吐くとき、できるかぎりゆっくりと吐くと副交感神経がアップします。

**②まずは「吐く」からはじめる**

冒頭8ページで紹介したように、まずは「息を吐く」ことからはじめるのも、忘れないでください。吐ききってからでないと、十分に吸うことができないからです。

**③呼吸と動きを連動させる**

呼吸とエクササイズ、どちらかが疎かになって

## エクササイズのコツ

1. ゆっくり深く呼吸すること
2. まずは「吐く」からはじめる
3. 呼吸と動きを連動させる
4. イメージしながら行なう
5. 体の末端をロック（固定）させて行なう
6. 肩甲骨を動かすことを意識する

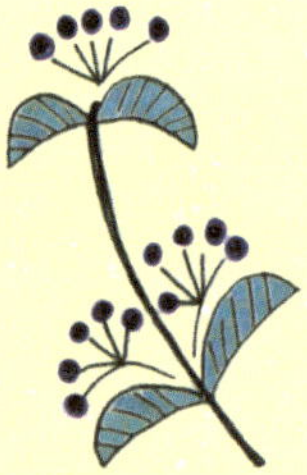

も効果は得られないので、呼吸と動きを連動させるように心がけましょう。

### ④イメージしながら行なう

意識したりイメージしながら行なうとより効果がアップします。たとえば、「おなかに空気を入れるように」とイメージしながら呼吸をすると、実際に取り込む酸素の量も増えます。

### ⑤体の末端をロック（固定）させて行なう

エクササイズを行なう上で、手首を交差させる、足の親指を重ねるといった方法で体の末端をロックする（固定する）ことも大切です。こうすると、体の一部に負担をかけずに全身を均等にストレッチできます。

### ⑥肩甲骨《けんこうこつ》を動かすことを意識する

腕は肩甲骨から動かすようにしましょう。胸郭《きょうかく》につながる肩甲骨を動かすことで、胸郭が広がり、より多くの酸素を取り込めるようになります。

## エクササイズのおすすめの時間帯、状況


- 朝におすすめ →48ページ
- 昼におすすめ →52ページ
- 夕方におすすめ →56ページ
- 入浴中におすすめ →60ページ
- 夜におすすめ →64ページ
- 寝る前におすすめ →68ページ
- リラックスしたいとき →74ページ
- 集中したいとき →78ページ
- 不安を感じたとき →82ページ
- 試してほしい呼吸 →86ページ


## いつでもどこでもできる

呼吸エクササイズは、医師とトレーナーが共同で考案しているというのも他のエクササイズと異なる利点です。

この本では、医学的根拠を元に「副交感神経の数値が上がる」「血流がよくなる」と検証されたエクササイズのみを、一日のさまざまなシーンを想定して20セット紹介しています。

ひとつのエクササイズを行なうのに必要な時間は3〜5分弱。

朝、昼、晩いつでもどこでも、やろうと思ったときにすぐにできます。

しかも激しい動き、筋肉や関節に負荷がかかる動きは一切なし。体に負担をかけず、ゆったりと楽にできるものばかりなので、運動が苦手な方や体力に自信のない方も無理なく続けられます。

Exercise 1

# 体を目覚めさせる①

morning

**Point**

手首をロック（固定）することで体の一部に負担がかからないようにします

**Point**

ヒジを伸ばします

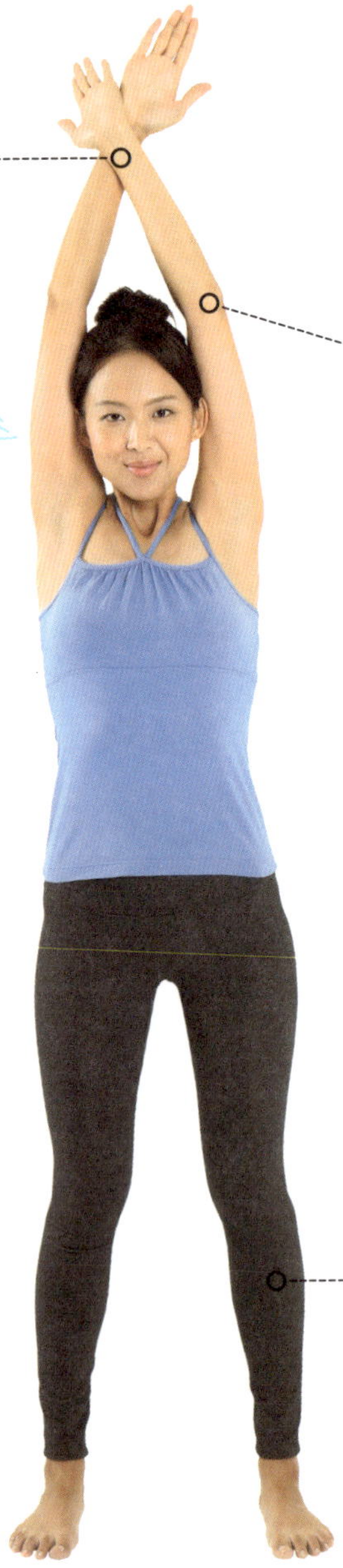

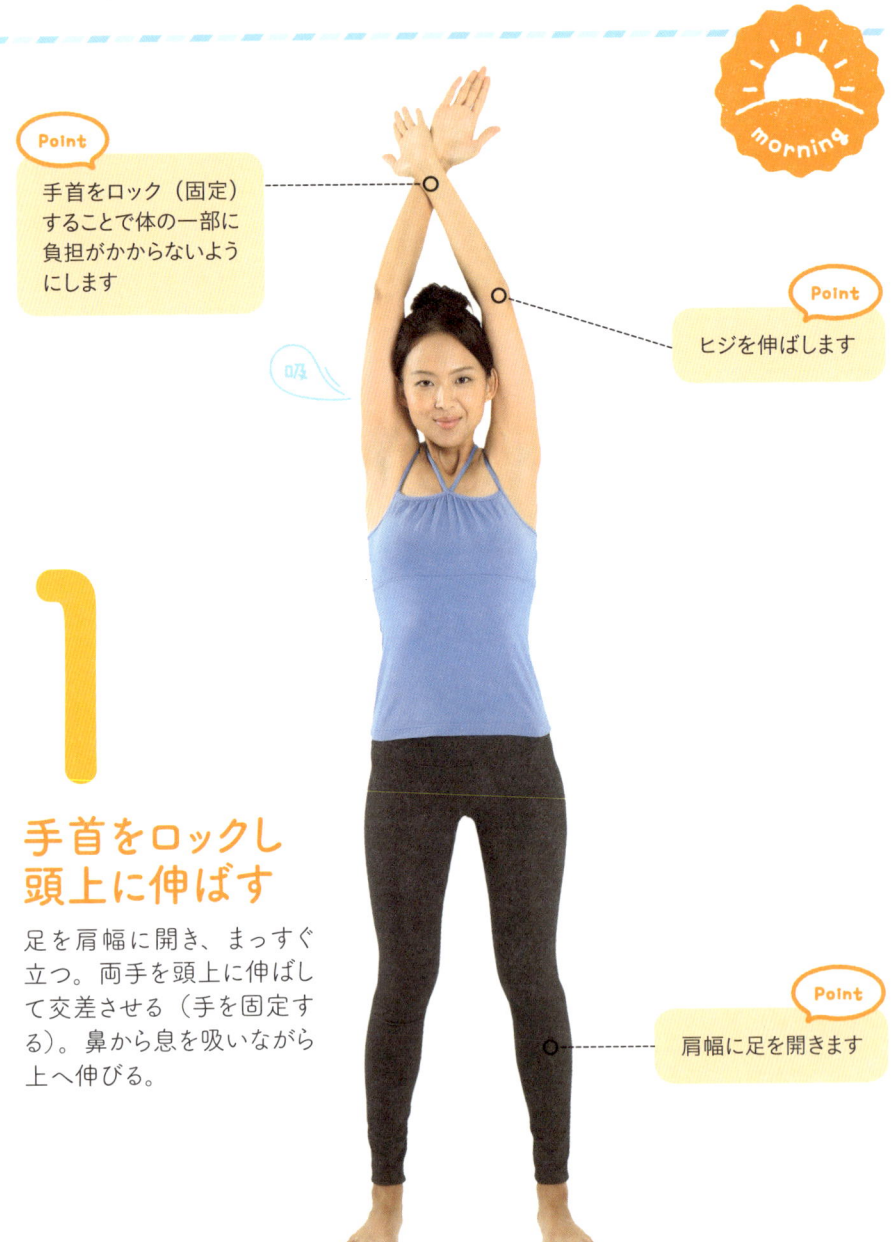

## 1

## 手首をロックし頭上に伸ばす

足を肩幅に開き、まっすぐ立つ。両手を頭上に伸ばして交差させる（手を固定する）。鼻から息を吸いながら上へ伸びる。

**Point**

肩幅に足を開きます

## 効果

●朝は体を活動的にするため、交感神経を刺激するストレッチがおすすめ。胸式呼吸をしながら筋肉を伸ばすと、胸郭が広がると同時に交感神経が活発になります。

## アドバイス

●呼吸のリズムは意識しなくてもOK。鼻から胸に息を吸い込みながらぐーっと伸びをする、口から息を吐きながら体を横に倒す、という動作を自分のペースで行ないましょう。

**Point**

体はまっすぐ横に倒し、胸郭（きょうかく）につながる肩甲骨（けんこうこつ）周辺が伸びていることを意識しましょう

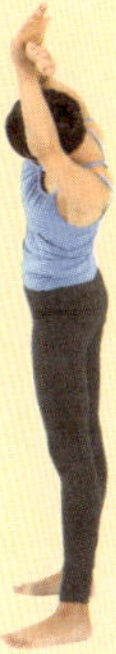

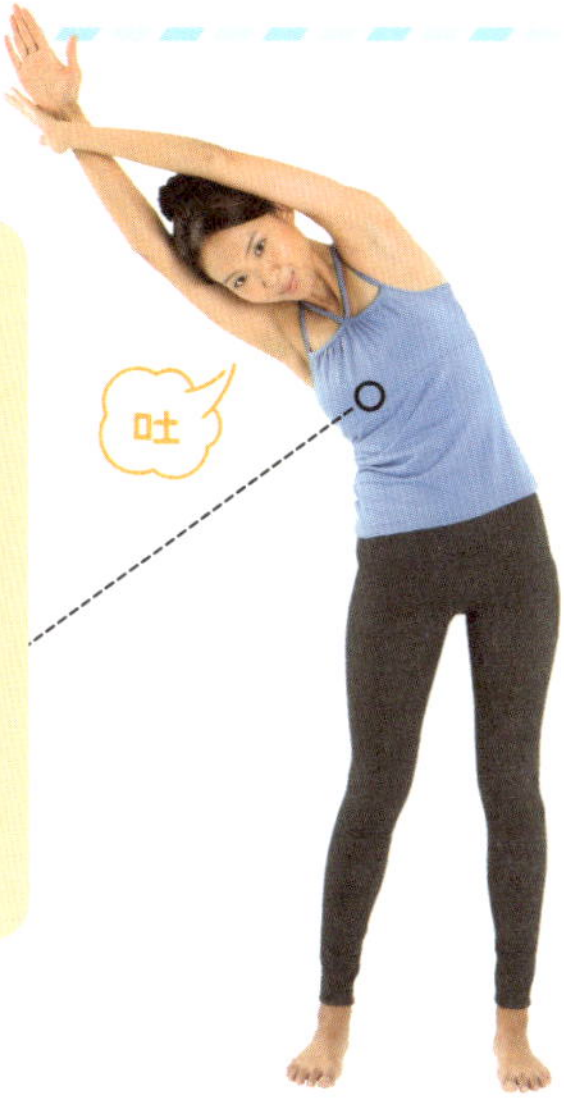


# 2 息を吐きながら体を右に倒す

手首を頭上で交差させたまま、口から息を吐きながら体を右にゆっくり倒す。上体の左側をしっかり伸ばす。

# 3 息を吐きながら体を左に倒す

鼻から息を吸いながら1の姿勢に戻し、口から息を吐きながら体を左にゆっくり倒す。左右5回ずつ行なう。

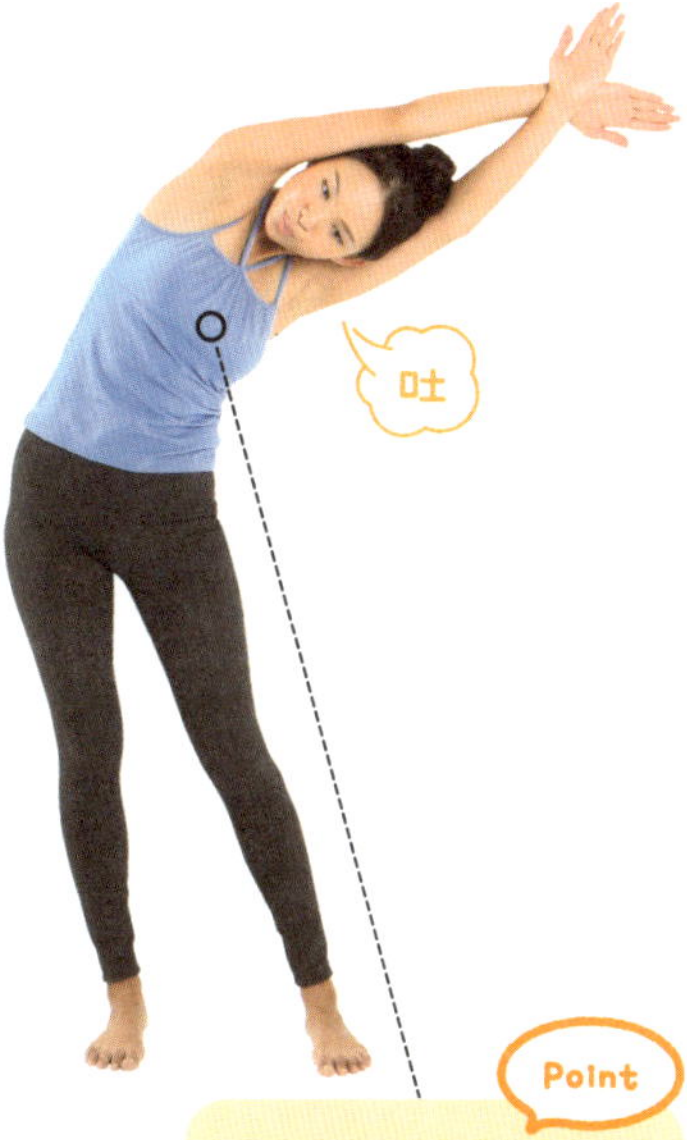


**NG!**

- **ヒジが曲がる**
- **前のめりになる**

ヒジが曲がったり、体を左右に倒すときに前のめりになったりすると、ターゲットである胸や首、肩甲骨周辺の筋肉がストレッチされません。常に正しい姿勢をしっかりとキープすることが大切です。

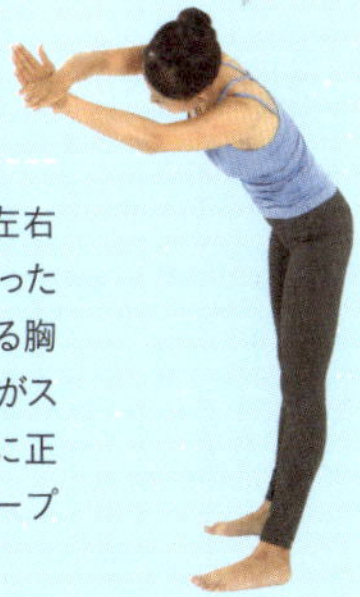

**Point**

胸を意識しながら胸式呼吸（42ページ）をくり返す

Exercise 2

# 体を目覚めさせる②

morning

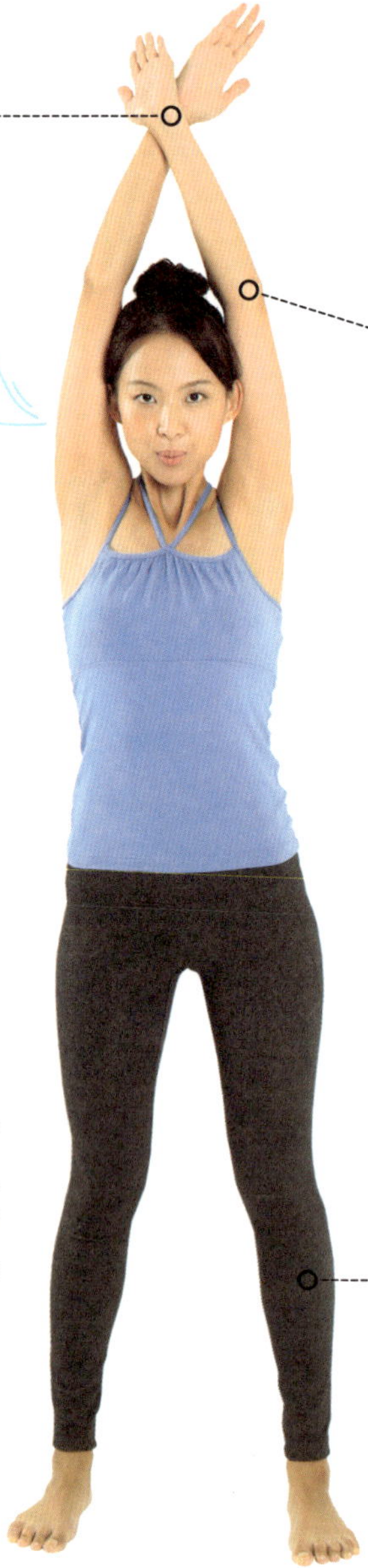

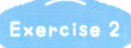

Point

手首をロック（固定）することで体の一部に負担がかからないようにします

Point

ヒジを伸ばします

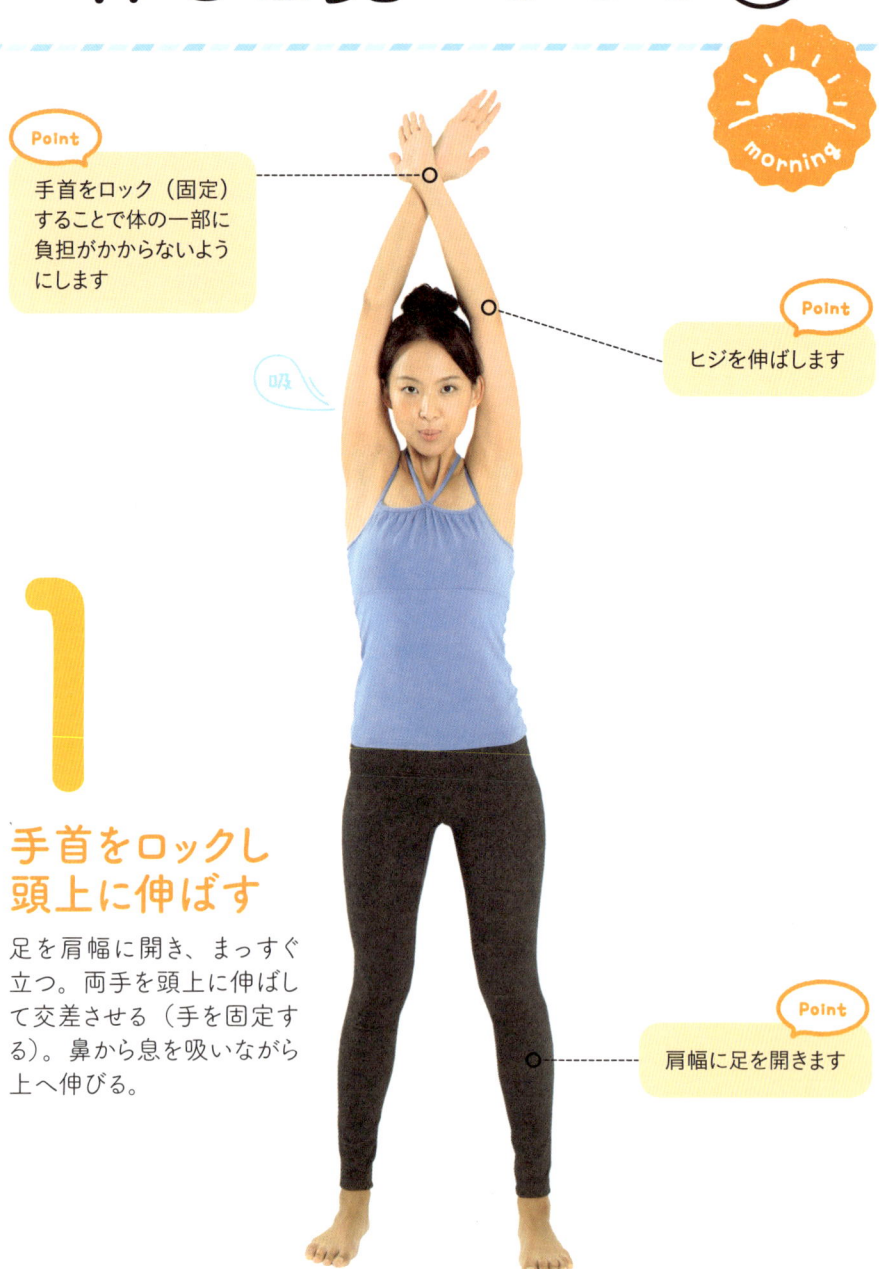

## 1

## 手首をロックし頭上に伸ばす

足を肩幅に開き、まっすぐ立つ。両手を頭上に伸ばして交差させる（手を固定する）。鼻から息を吸いながら上へ伸びる。

Point

肩幅に足を開きます

### 効果

●ダイナミックにストレッチをしながら胸式呼吸（42ページ）を行なうことで、交感神経に刺激を与えます。深呼吸とストレッチの相乗効果によって、活動意欲がわいてきます。

### アドバイス

●呼吸を意識しすぎると動きがぎこちなくなるので、マイペースを心がけて。鼻から吸った空気を胸全体に入れるイメージをもち、心地よさを優先して体を回旋しましょう。

Point

背筋はまっすぐ伸ばしたまま、上体をゆっくりと大きく回します

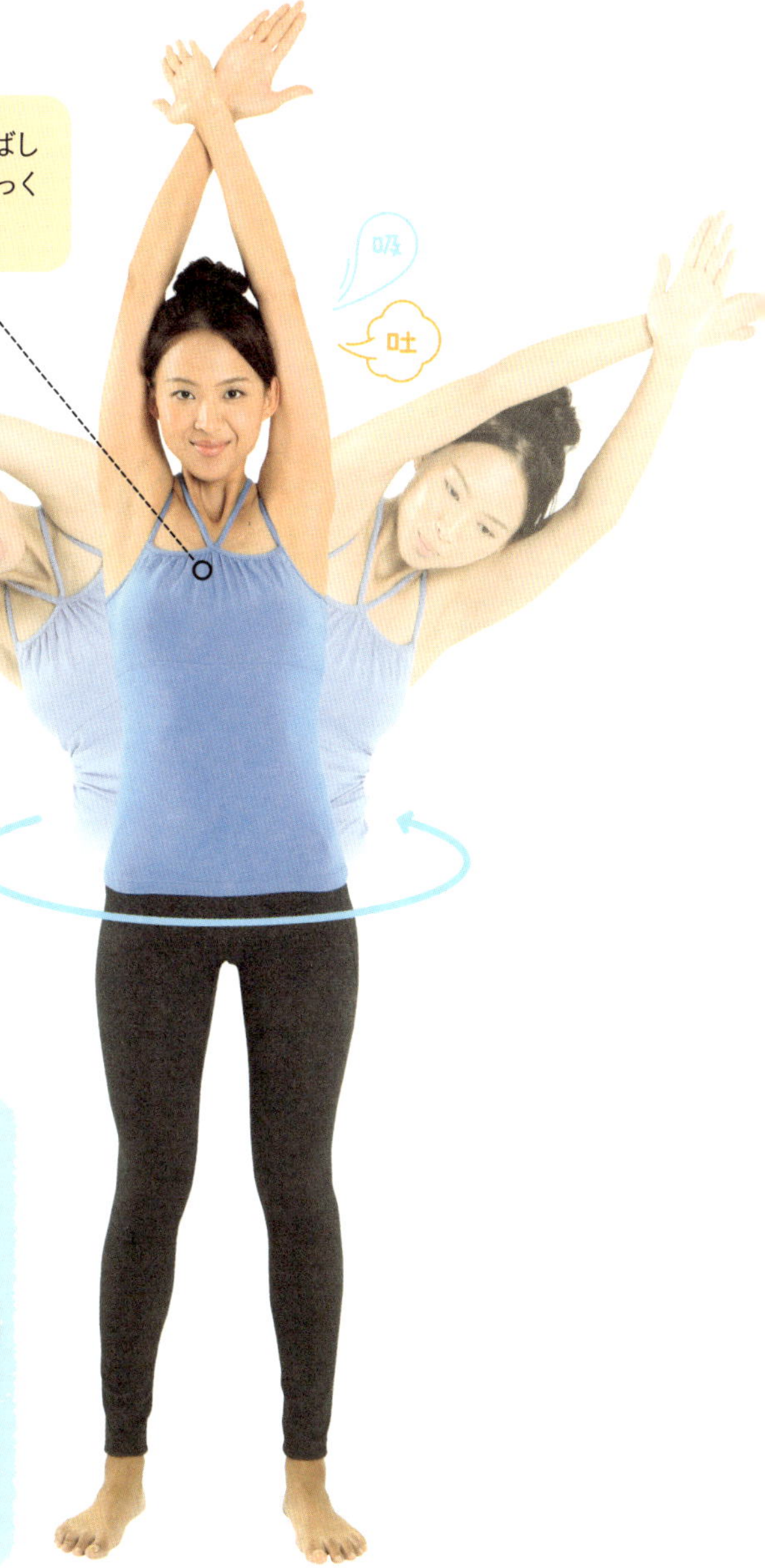


# 2

## 体をゆっくり大きく回旋する

体をゆっくり大きく回旋させながら、口から息を吐く。自分のペースで呼吸を続けながら、左回し右回し、それぞれ5回ずつ行なう。

NG!

**●ヒジが曲がると体が伸びない**

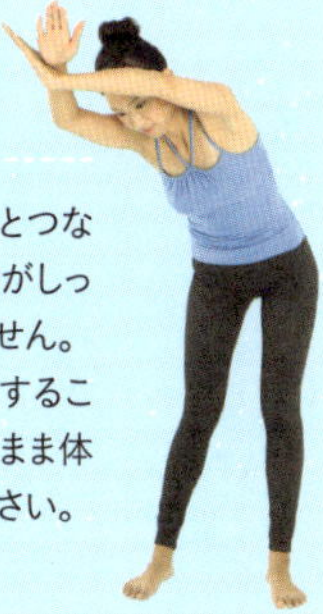

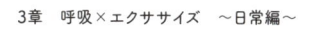

ヒジが曲がると、胸郭とつながる肩甲骨周辺の筋肉がしっかりとストレッチされません。まず1の姿勢をキープすることが大切。その姿勢のまま体をゆっくり動かしてください。

Exercise 3

# 体を活動的にさせる①

daytime

## 1 胸に手を添えて鼻から息を吸う

足を肩幅に開き、まっすぐ立つ。胸の脇に手を添えて、ゆっくりと思いっきり鼻から息を吸い込む。

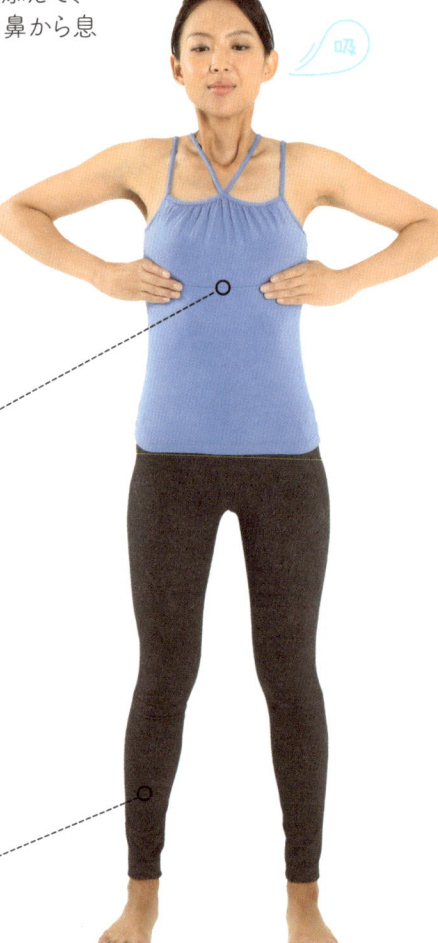

Point

背筋を伸ばして胸を張り、胸の脇に手を添えます。手のひら全体で胸郭をつかむイメージです

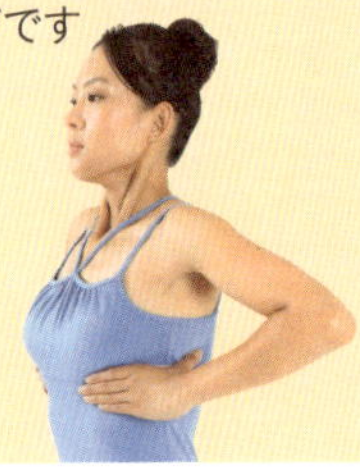

Point

肩幅に足を開きます

効果

●息を吸うことに意識をおきながら、胸郭を大きく拡張、収縮させて胸郭周辺の筋肉をストレッチします。こうすると自律神経のバランスが整い、体全体にパワーが漲《みなぎ》ります。

アドバイス

●息をゆっくり吐くと心拍数が下がり、副交感神経が優位になります。ここでは交感神経をやや優位にしたいので、息は口から一気に「ハーッ」と吐くようにしましょう。

# 2 手で胸郭を絞り込み口から息を吐く

胸を張って背筋を伸ばしたまま。手で胸郭を絞り込みながら、全力で息を一気に口から吐く。10回行なう。

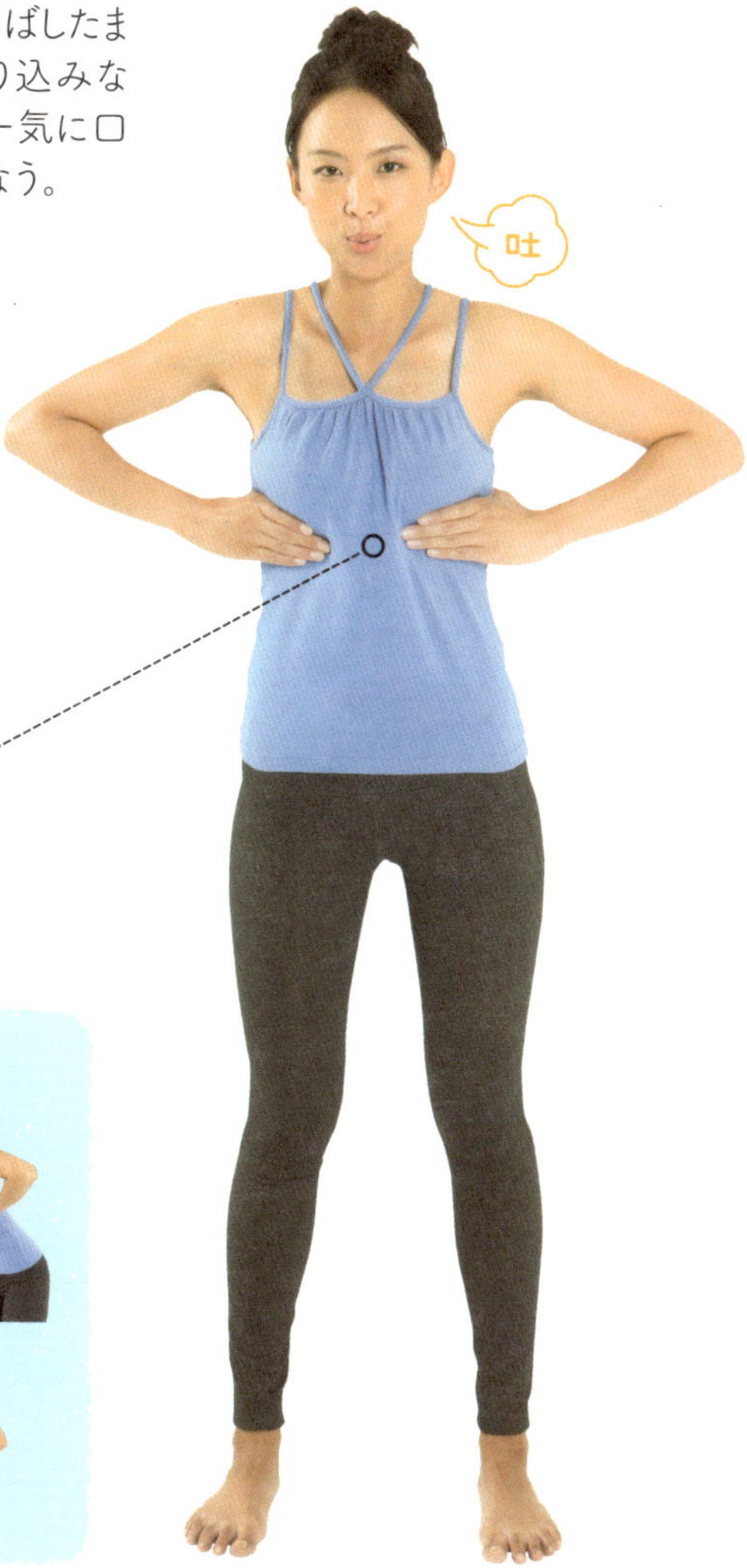


Point

手のひら全体で胸郭を絞り込むようにしながら息を吐くと、胸郭の動きが実感できます

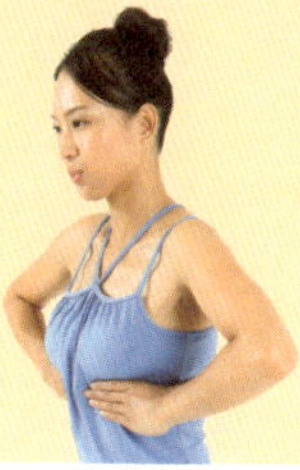

NG!

- **前のめりになる**
- **手の位置が下**

前のめりになると、胸郭に空気が入らず胸郭周辺の筋肉をストレッチできません。また、手の位置が胸郭からズレていると、胸郭の動きを意識できずストレッチの効果が半減してしまうので要注意。

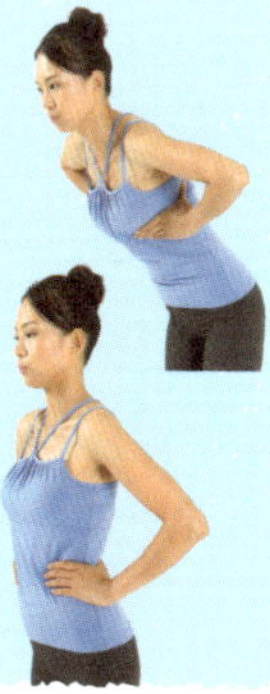

Exercise 4

# 体を活動的にさせる②

daytime

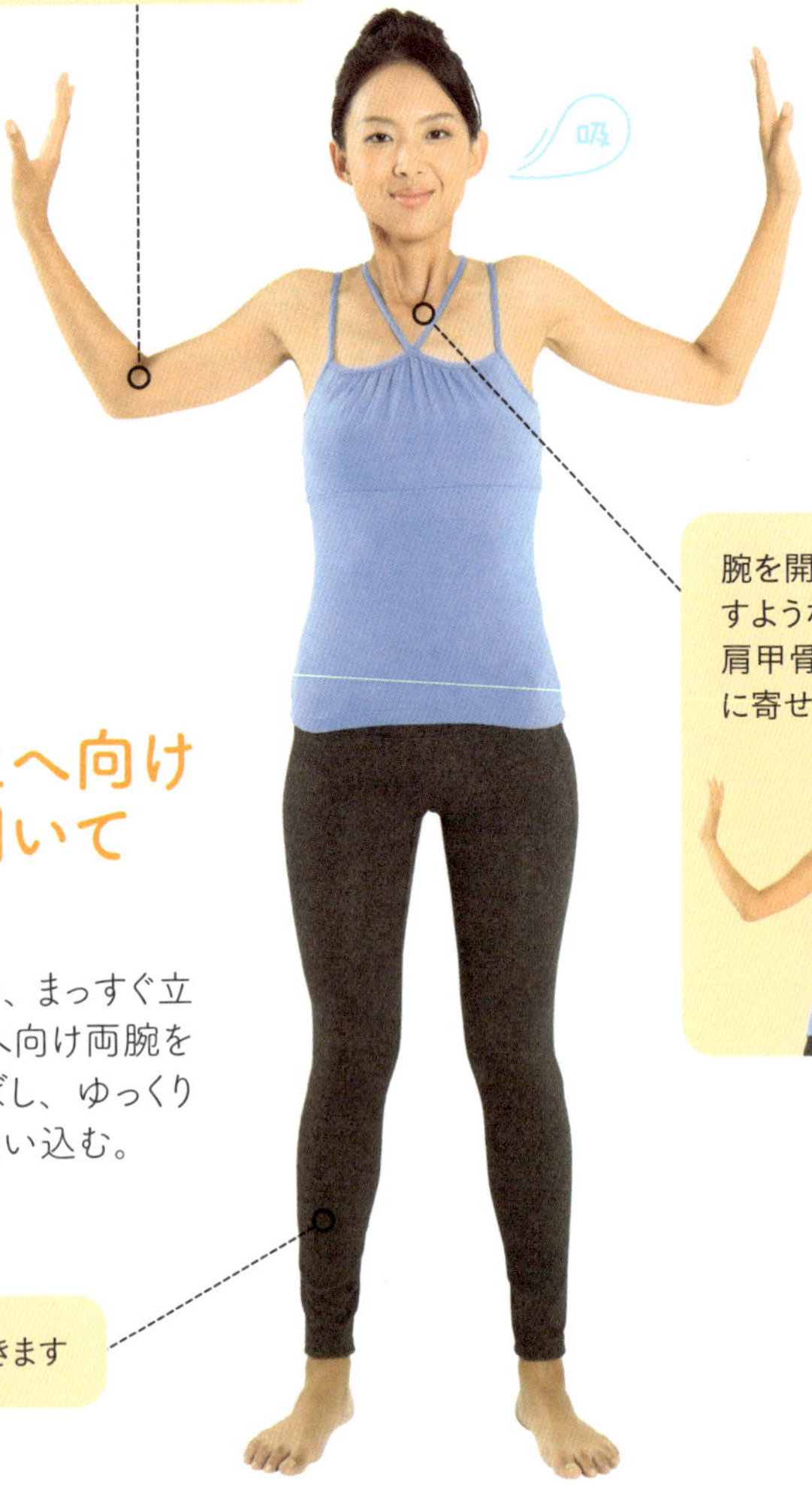


Point

ヒジは約90度に曲げて手のひらは外側に向けます

Point

腕を開くときは外に押すようなイメージで、肩甲骨を背中の中心に寄せていきます

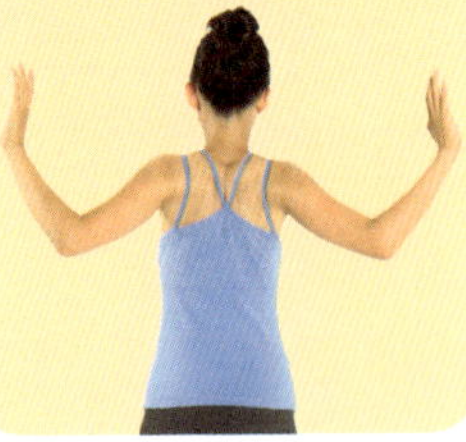

## 1

## 前腕を上へ向け両腕を開いて息を吸う

足を肩幅に開き、まっすぐ立つ。前腕を上へ向け両腕を開き背筋を伸ばし、ゆっくりと鼻から息を吸い込む。

Point

肩幅に足を開きます

## 効果

自律神経のバランスを整えるためには、胸郭と同時に肩甲骨周辺の筋肉も伸ばすと効果的。肩甲骨を左右前後に大きく動かすことで、胸郭の動きもスムーズになります。

## アドバイス

鼻から息を吸い込むときに大切なのは、まず息を吐ききること。肺の中を空の状態にしてから息を吸い込むと胸郭が大きく広がり、ストレッチの効果が飛躍的にアップします。

# 2

## 体の正面で前腕を合わせて息を吐く

ゆっくりと肺の中の息を絞り出すように吐きながら、前腕を手の甲が合わさるように体の前で合わせる。10回行なう。

**Point**

ヒジは約90度に曲げて手のひらは外側に向けます

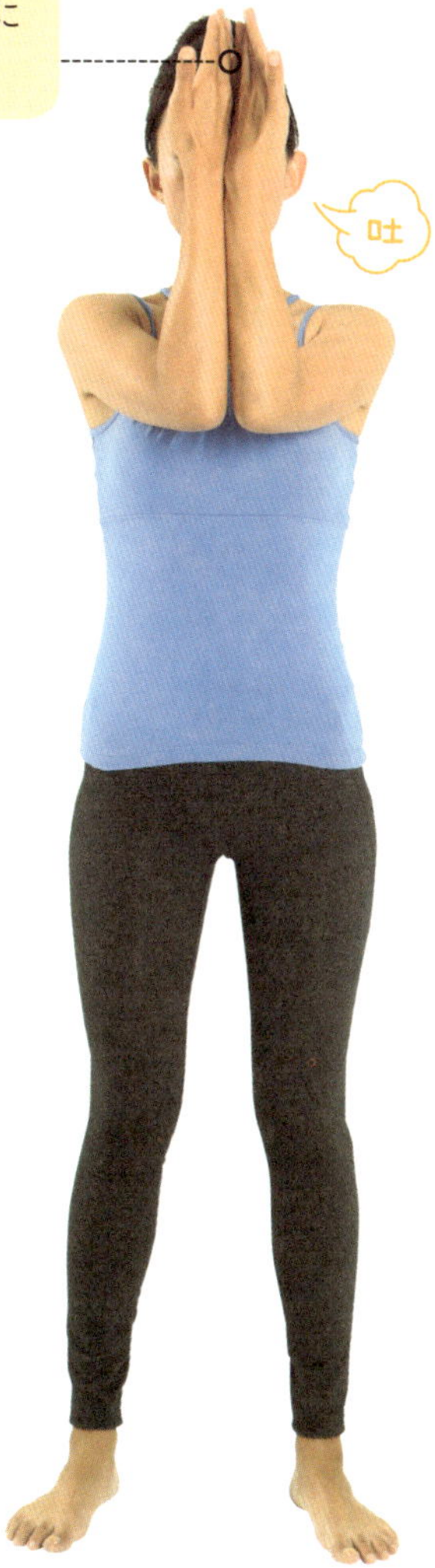


**NG!**

- **前のめりになる**
- **ヒジが下がる**

前のめりになったりヒジが下がったりすると、肩甲骨を大きく動かすことができません。背筋をまっすぐ伸ばした姿勢をキープして、肩甲骨から腕を動かすイメージでストレッチしましょう。

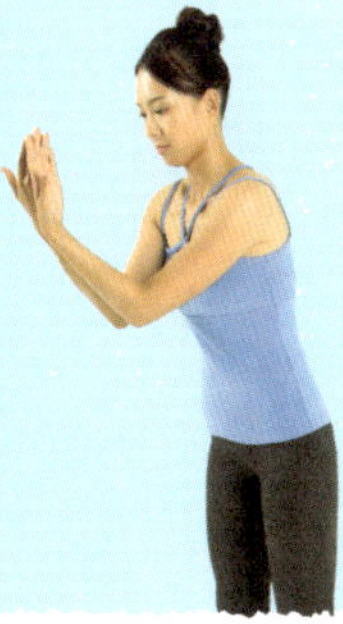

Exercise 5

# 体をリラックスさせる①

evening

## 1 腹部を対角線に押さえる

足を肩幅に開き、まっすぐ立つ。右手は腰骨のすぐ上、左手は肋骨の下を、やや力を入れてつかむ。

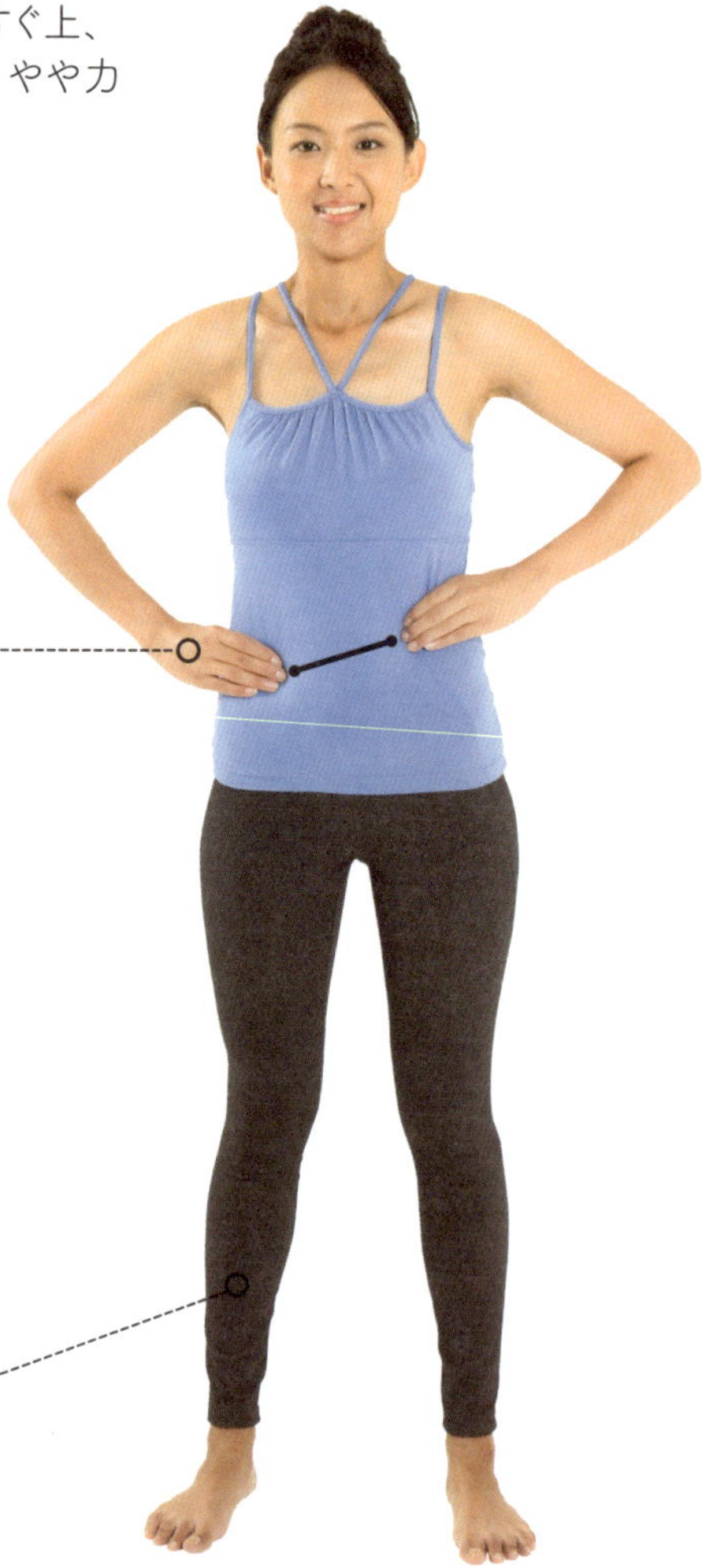

Point

右手で腰骨のすぐ上、左手で肋骨の下をつかみ、腹圧を上昇させます

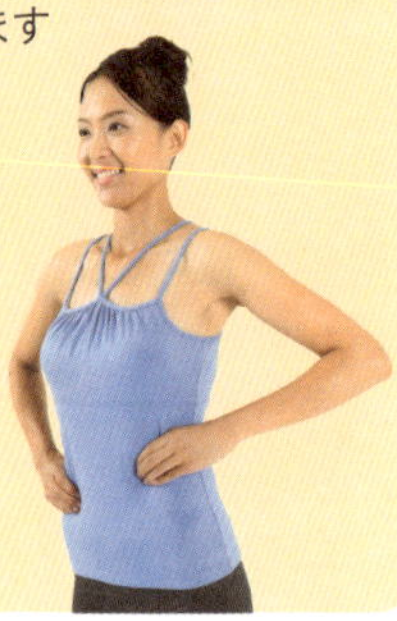

Point

肩幅に足を開きます

効果

●夕方以降は、リラックスを司る副交感神経を優位にするストレッチがおすすめ。腸管を刺激することで、便秘解消はもちろんインナーマッスルの強化も期待できます。

アドバイス

●腹式呼吸は慣れないと難しいので、頭で考えすぎないように。息を吸ったり吐いたりするタイミングは「ゆっくり」を心がけ、自分のやりやすいペースで行ないましょう。

## 2 骨盤を回して腹式呼吸

両手で腹部を対角線に押さえたまま、骨盤をゆっくりと回しながら鼻から息を吸い、口から吐く。左回し右回しそれぞれ5回ずつ行なう。手の位置を替えて、同様に左回し右回し、それぞれ5回ずつ行なう。

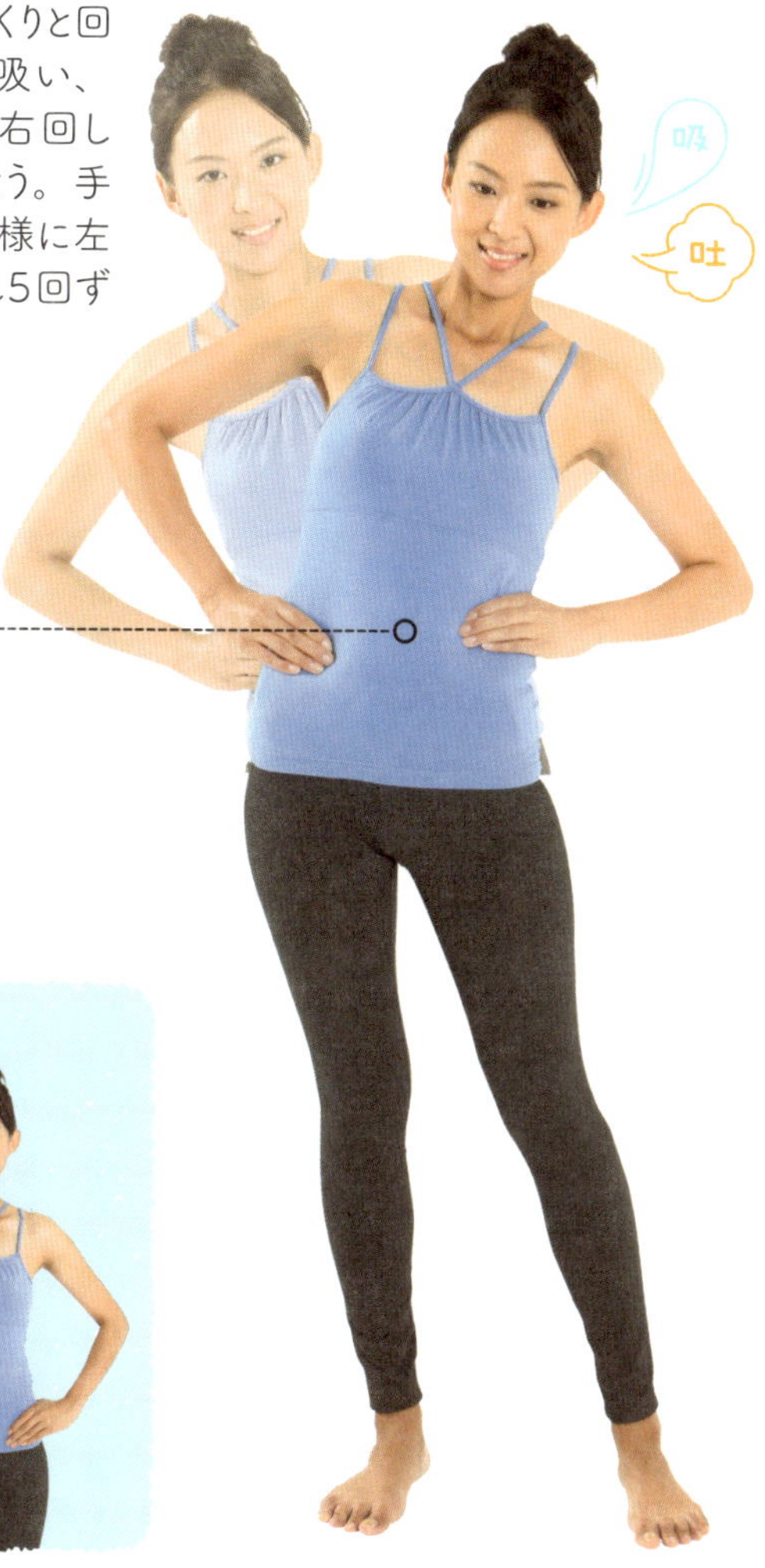


Point

このときは腹式呼吸（38ページ）ですが、おなかに息を吸い込むことが難しい場合は、おなかを意識しながら呼吸するだけでもOKです

NG!

●手の位置が間違っている

ポイントはおなかの対角線上をつかむこと。ここを押さえなければ腹圧が上がらず、ストレッチの効果が得られません。少し強いかなというくらいの力でしっかりとつかみましょう。

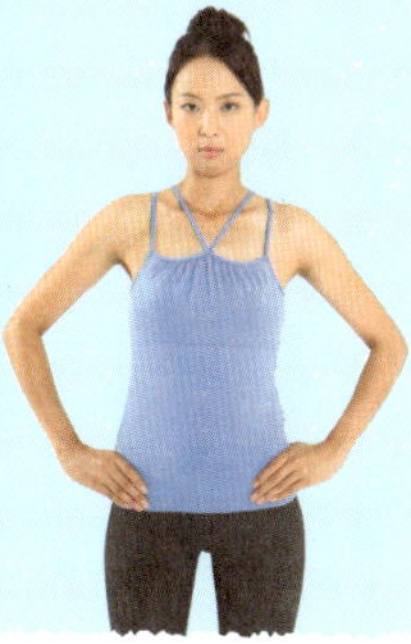

Exercise 6

# 体をリラックスさせる②

evening

## 1

### 息を吸いながら背屈する

足を肩幅に開きまっすぐ立つ。両手で背中から肋骨のすぐ下をつかみ、おなかに息を吸い込みながら背屈する。

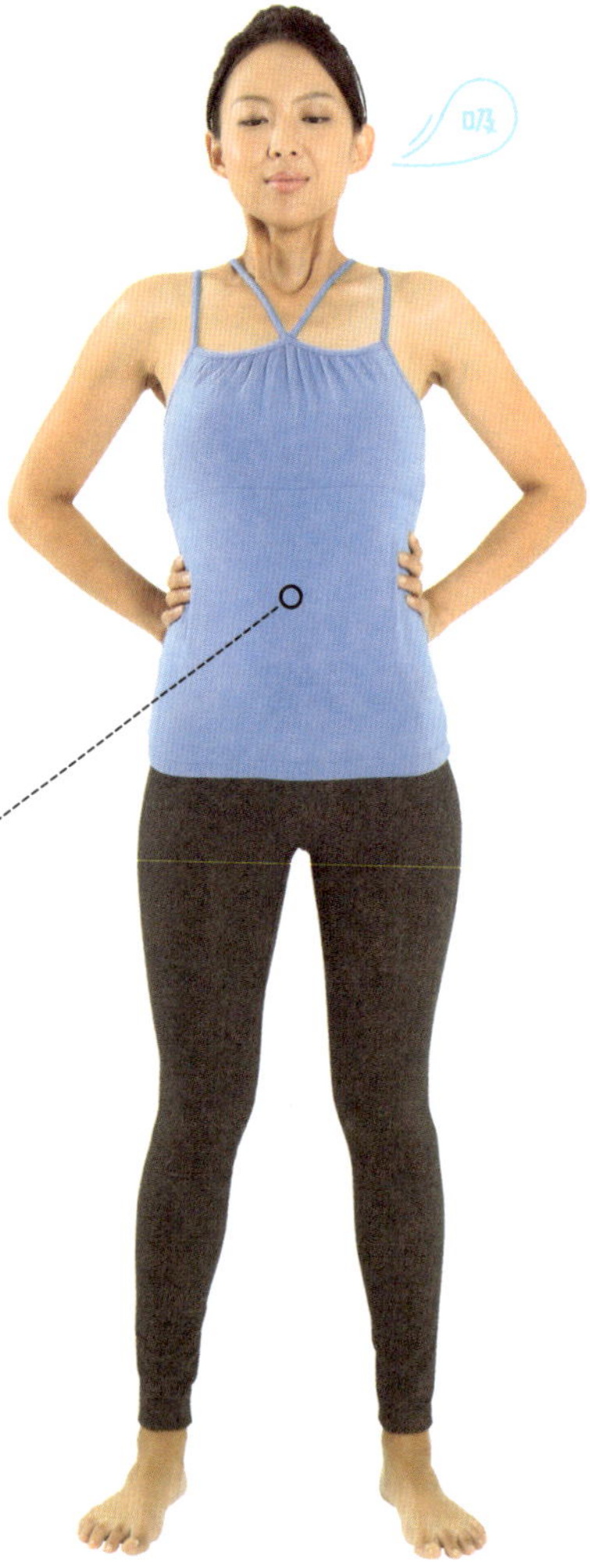


Point

背骨の真横周辺に親指を置いて、背中から腸をつかみます

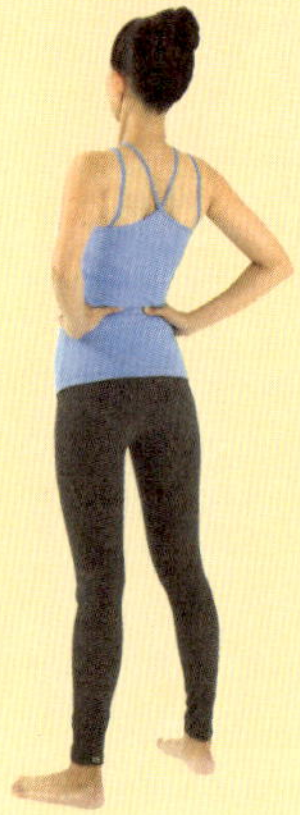

**効果**

副交感神経を優位にするストレッチです。腸を絞り込みながら背屈と前屈をくり返すことで、便秘改善にもつながります。また夕食前に行なえば食欲もアップします。

**アドバイス**

大切なのは手の位置。背屈と前屈をくり返すとき、ウエスト周りを手で円を描くように滑らせるイメージです。さらに、力を入れて肋骨のすぐ下をつかむことを忘れずに。

# 2

## 息を吐きながら前屈し腹部を圧迫する

両手をおへその真横に移動させ、おへそにわき腹の肉を集めるように絞り込みながらゆっくりと息を吐いて前屈する。10回行なう。

**Point**

手の位置はおへその真横周辺。やや強い力でグッと押さえて絞り込みます

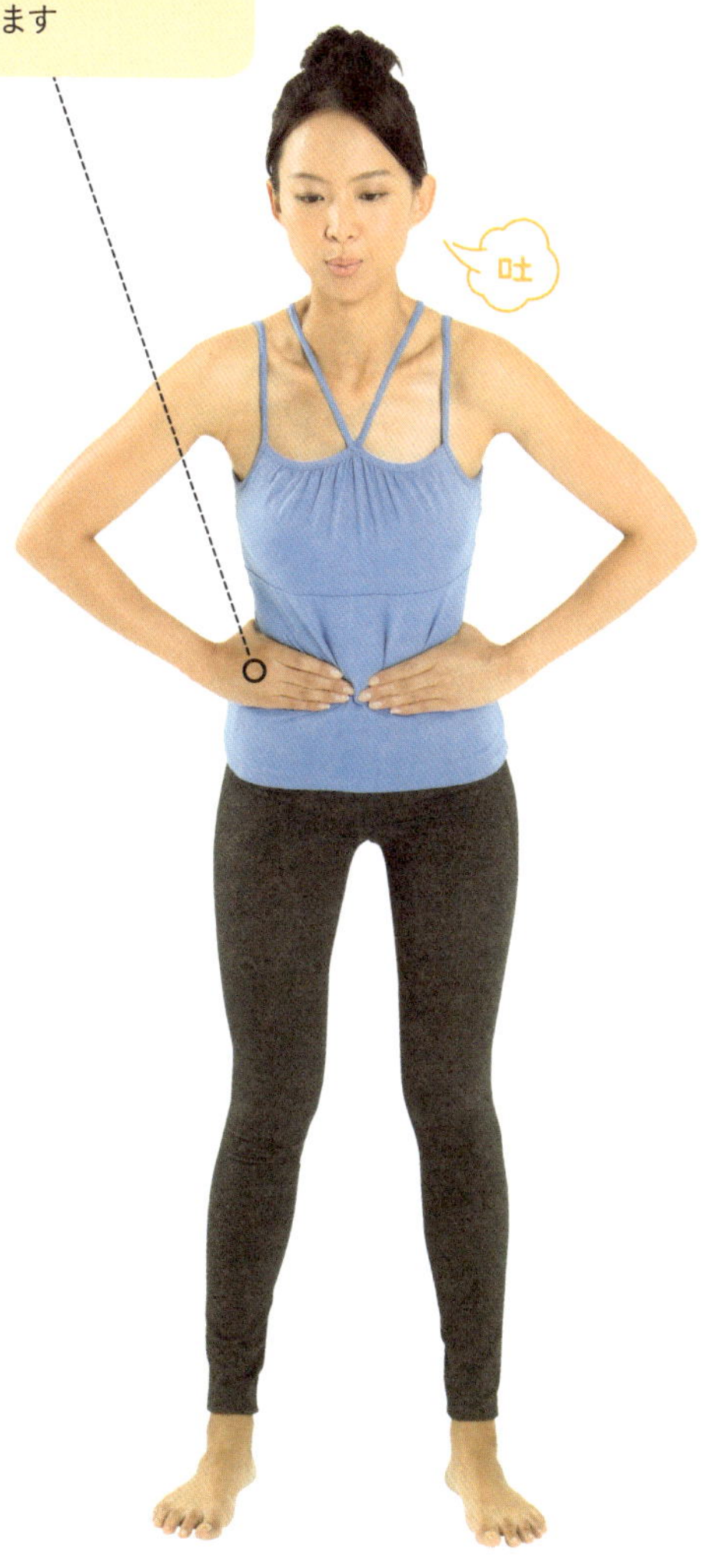


**NG!**

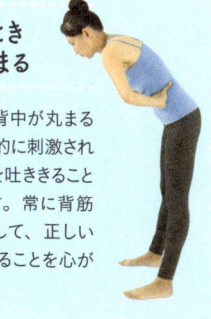

**前屈するとき背中が丸まる**

前屈するときに背中が丸まると、腸管が効果的に刺激されません。また息を吐ききることも難しくなります。常に背筋はまっすぐ伸ばして、正しい姿勢をキープすることを心がけてください。

Exercise 7

# 入浴しながらストレッチ①

bath time

## 1 腕を前に伸ばし手首を交差

バスタブのなかで座り、背筋を伸ばして胸を張る。腕を前へ伸ばして、体の正面で手首を交差させる。

**Point**

ヒジをまっすぐ伸ばしましょう。遠くのものを取ろうとするイメージで伸ばします

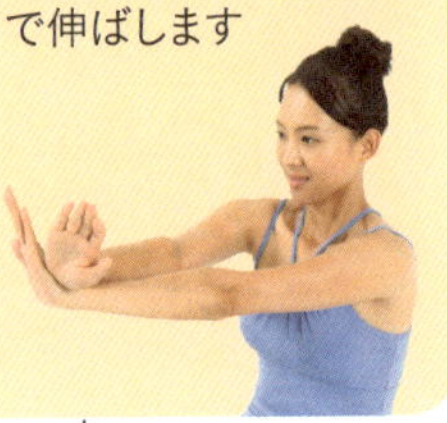

**Point**

足はバスタブの大きさに合わせて伸ばしても曲げてもOK。リラックスすることが大切

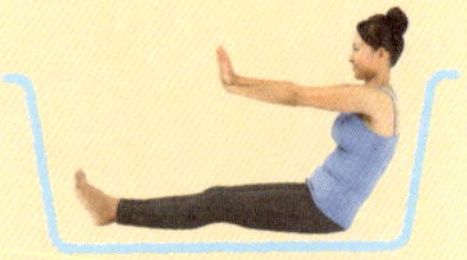

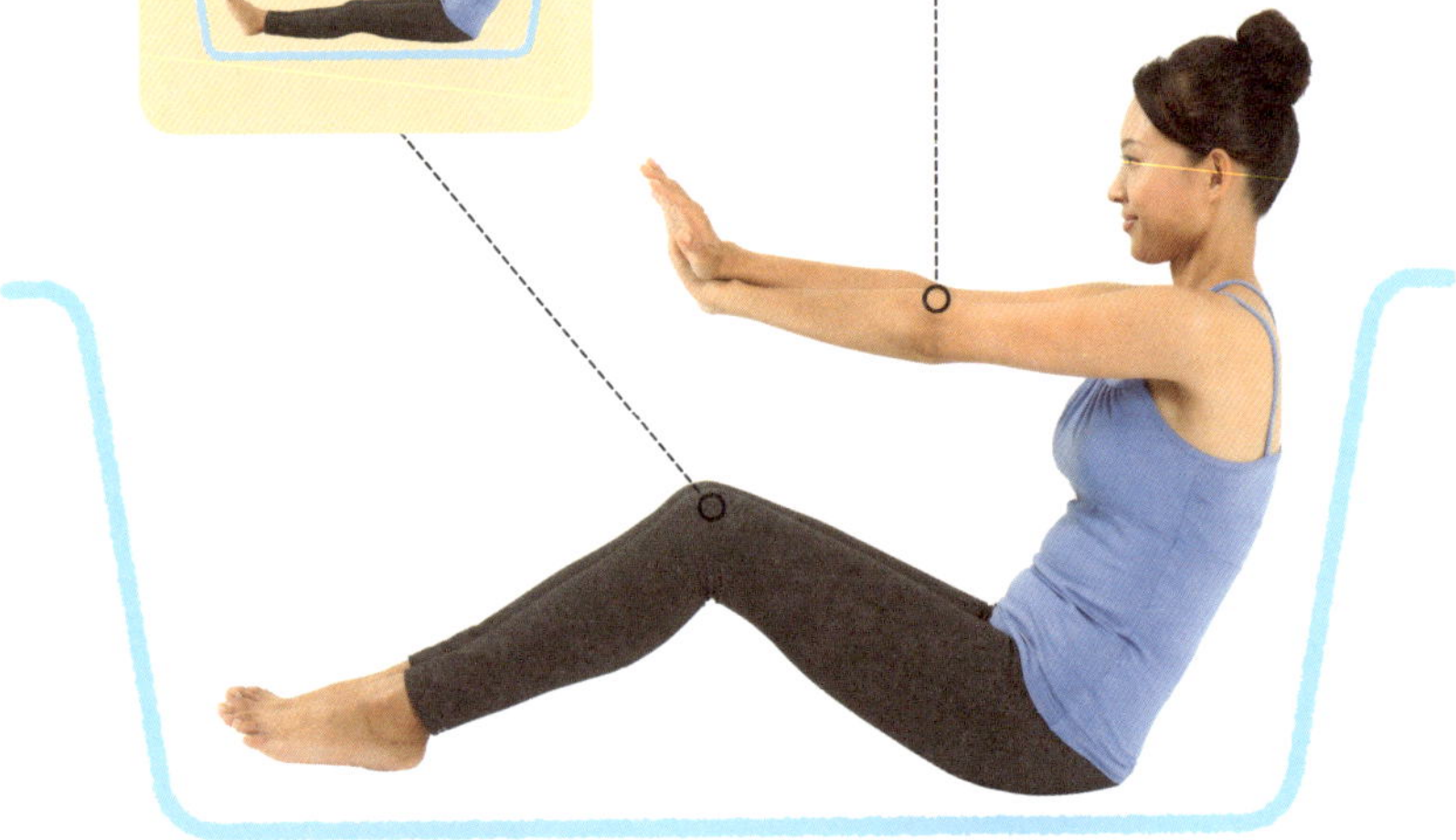

### 効果

●一日の疲れは頸部、肩、肩甲骨周りにたまりやすく肩こりの原因に。深呼吸をしながら頸部のダイナミックなストレッチを行なえば、頑固な肩こりもスッキリ解消します。

### アドバイス

●ここでの呼吸法は、胸式呼吸、腹式呼吸などあえて意識せず、ゆっくりと深呼吸をしてください。自分がゆっくりと思うペースで、鼻から息を吸い、口から吐きましょう。

# 2

## 深呼吸をしながら首を左右に回す

手首をロック（固定）して、自分のペースでゆっくりと深呼吸をしながら首を回す。左右5回ずつ行なう。

**NG!**

**●ヒジが曲がり背中が丸まる**

ヒジが曲がると自然に背中も丸まり、正しい姿勢でのストレッチができなくなります。結果、ターゲットである頸部、肩、肩甲骨周りの筋肉がほぐせません。まずヒジを伸ばすことを心がけましょう。

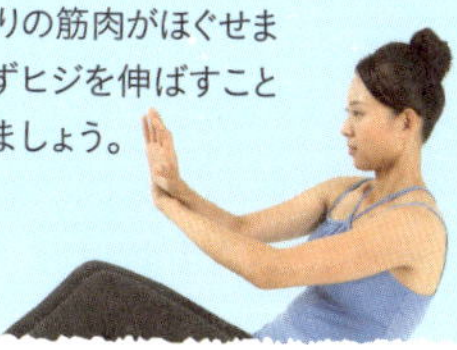

**Point**

頸部には神経が集中しているので急激な動きは禁物。首はゆっくりと回します

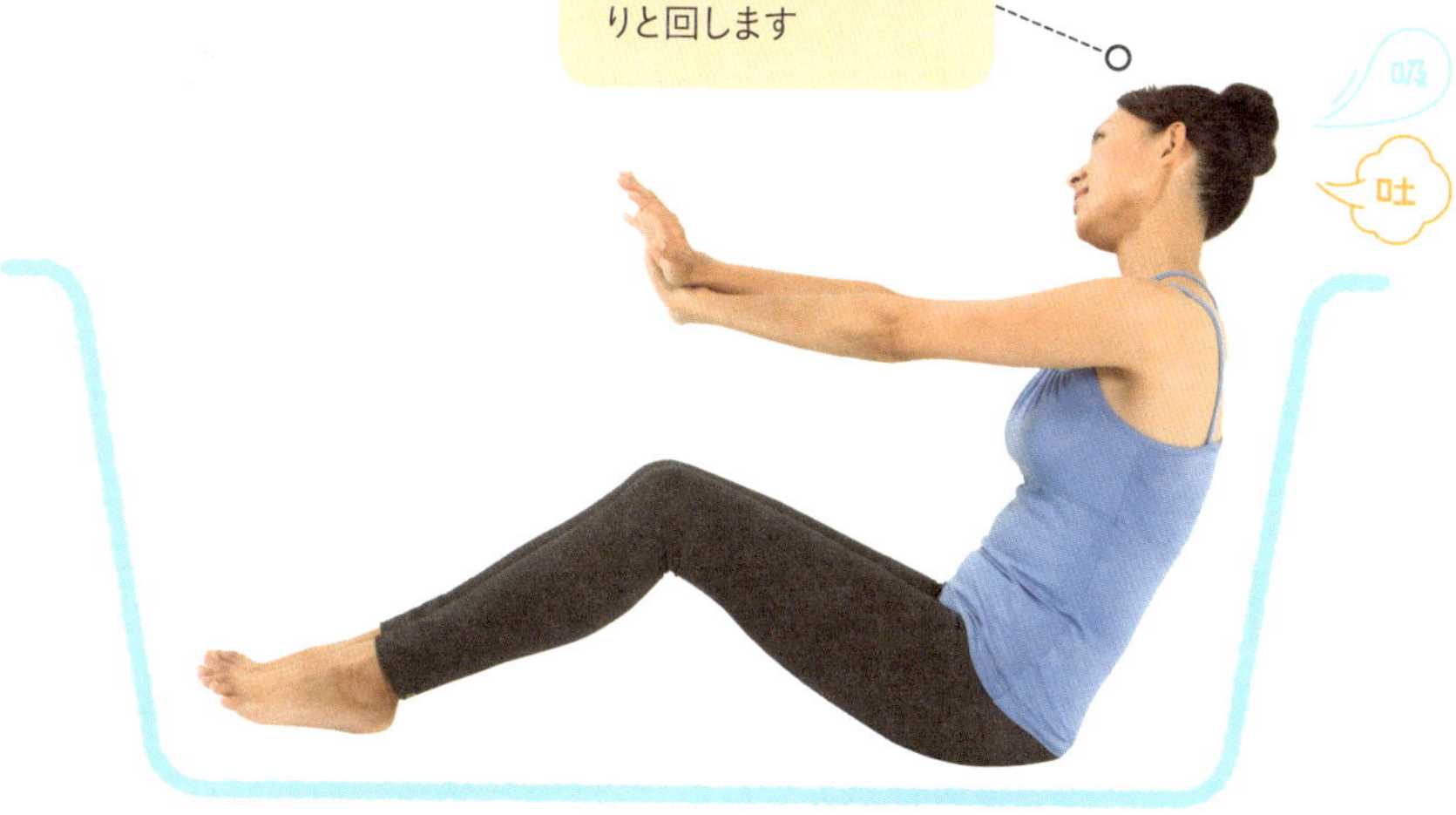

Exercise 8

# 入浴しながらストレッチ②

## 1

### 前鋸筋《ぜんきょきん》の上部に親指をあてる

バスタブのなかで座り、背筋を伸ばして胸を張る。親指を胸の脇の前鋸筋上部にあてる。

Point

胸の脇にある前鋸筋に親指をあてて、上下に滑らせるようにマッサージをします

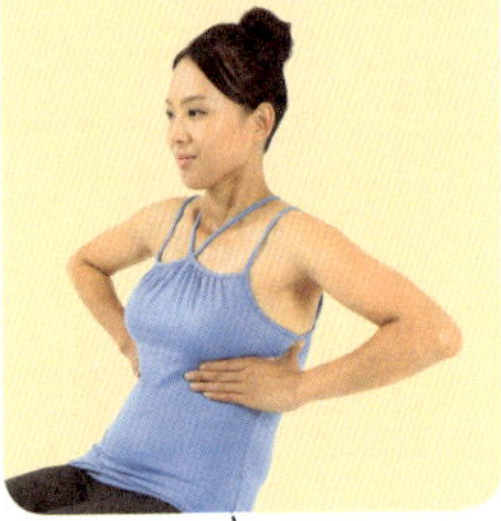

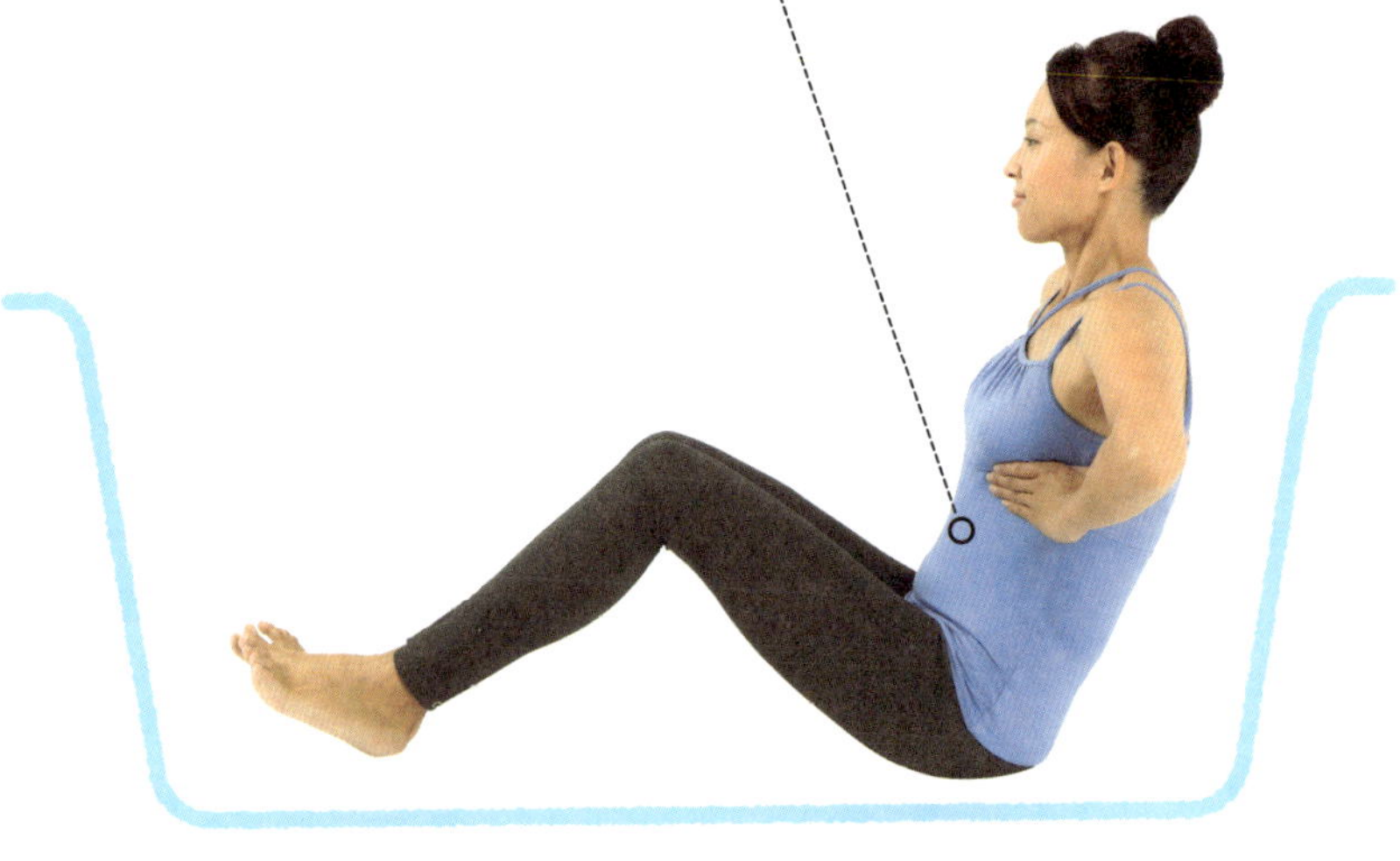

## 効果

●前鋸筋は胸部を保持する筋肉のひとつ。肩甲骨ともつながっていて、ここをほぐすと肩こりが楽になりリラックスできます。とくに入浴中は血流もアップし、効果倍増です。

## アドバイス

●前鋸筋は肋骨の外側から肩甲骨の前面を結ぶ筋肉。腕を前へ押し出す動きや呼吸にも関与します。マッサージを行なう場合、前鋸筋の場所を把握しておくことが大切。

# 2

## 親指を動かしてマッサージする

親指（手全体）を上へ擦りあげるときにゆっくりと息を吸い、下へ擦りさげるときに息を吐く。10回行なう。

### NG!

**●親指の位置が間違っている**

親指の位置が後ろすぎると広背筋（こうはいきん）、前すぎると大胸筋（だいきょうきん）をマッサージすることになり、ターゲットからズレてしまいます。ここでは前鋸筋をほぐすことが目的なので、正しい位置を確認してください。

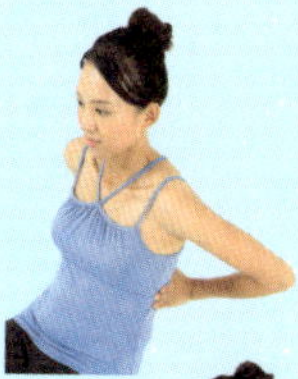

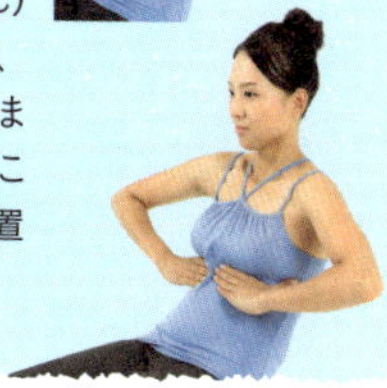

### Point

呼吸は胸式呼吸（42ページ）。自分のペースでOK。息を吐くときに肩の力も抜きます

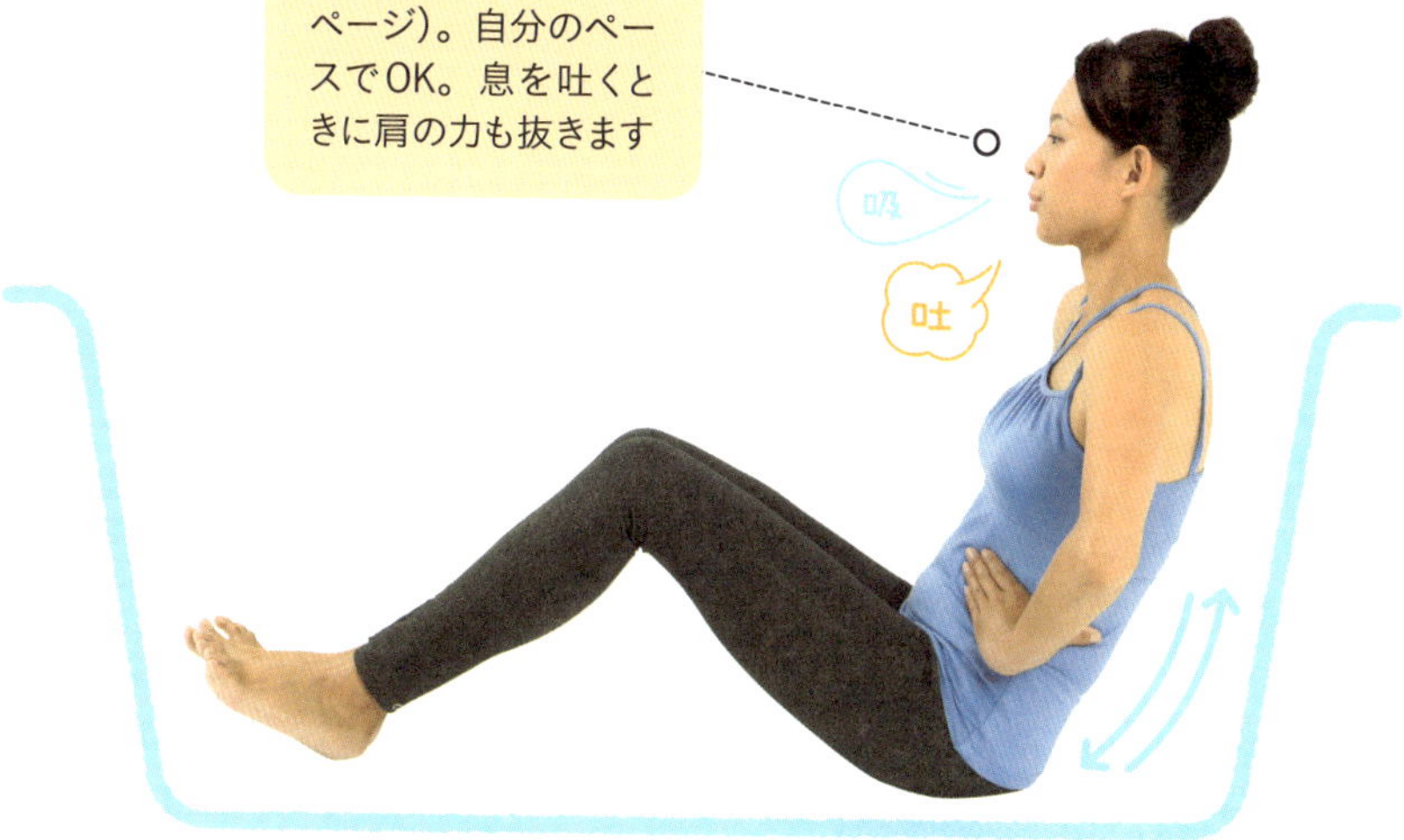

Exercise 9

# 寝る前のリラックスストレッチ

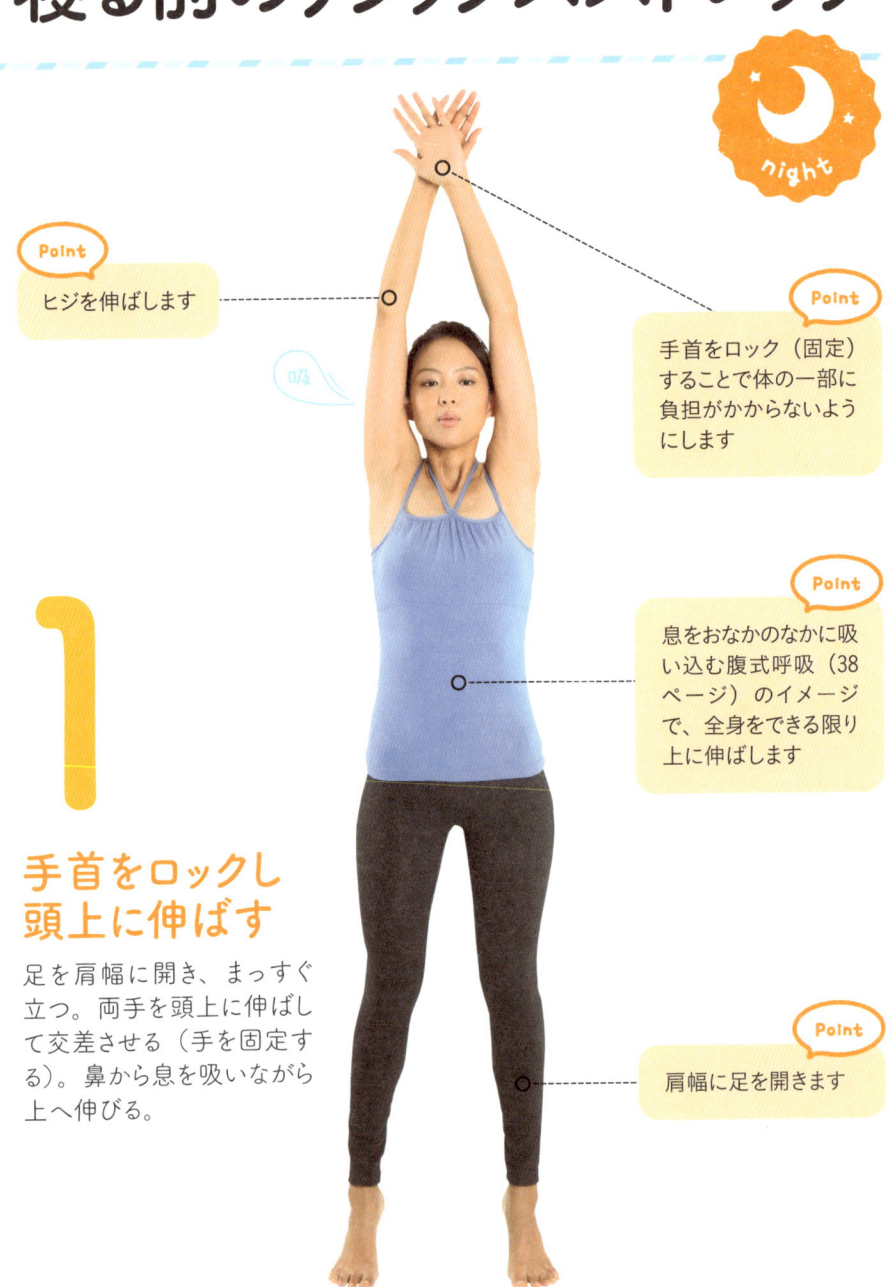

night

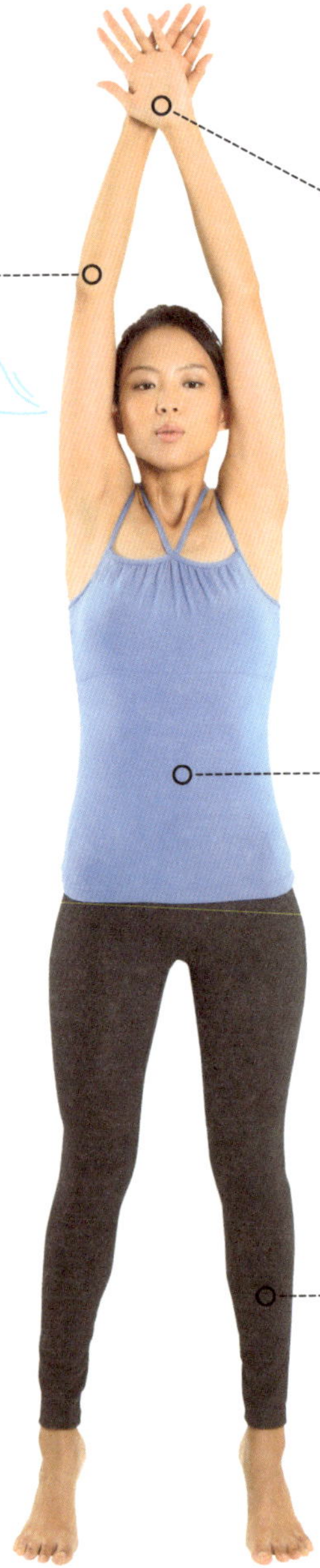

吸

Point
ヒジを伸ばします

Point
手首をロック（固定）することで体の一部に負担がかからないようにします

Point
息をおなかのなかに吸い込む腹式呼吸（38ページ）のイメージで、全身をできる限り上に伸ばします

Point
肩幅に足を開きます

1

## 手首をロックし頭上に伸ばす

足を肩幅に開き、まっすぐ立つ。両手を頭上に伸ばして交差させる（手を固定する）。鼻から息を吸いながら上へ伸びる。

効果

●質の高い睡眠へと導くには、副交感神経を優位にする必要があります。緊張と弛緩をくり返すことで全身からちょうどいい具合に力が抜けて、心地よく眠ることができます。

アドバイス

●朝のストレッチとの違いは腹式呼吸（38ページ）になります。鼻からゆっくりと息をおなかへ吸い込みながら思いっきり伸びをして、一気に脱力して口から息を吐きます。

# 2

## 一気に脱力して口から息を吐く

一気に全身の筋肉を弛緩させるイメージで、脱力しながら口から息を吐く。10回行なう。

Point

すべての力が抜け落ちるようなイメージでリラックス。ただし、姿勢はまっすぐなままです

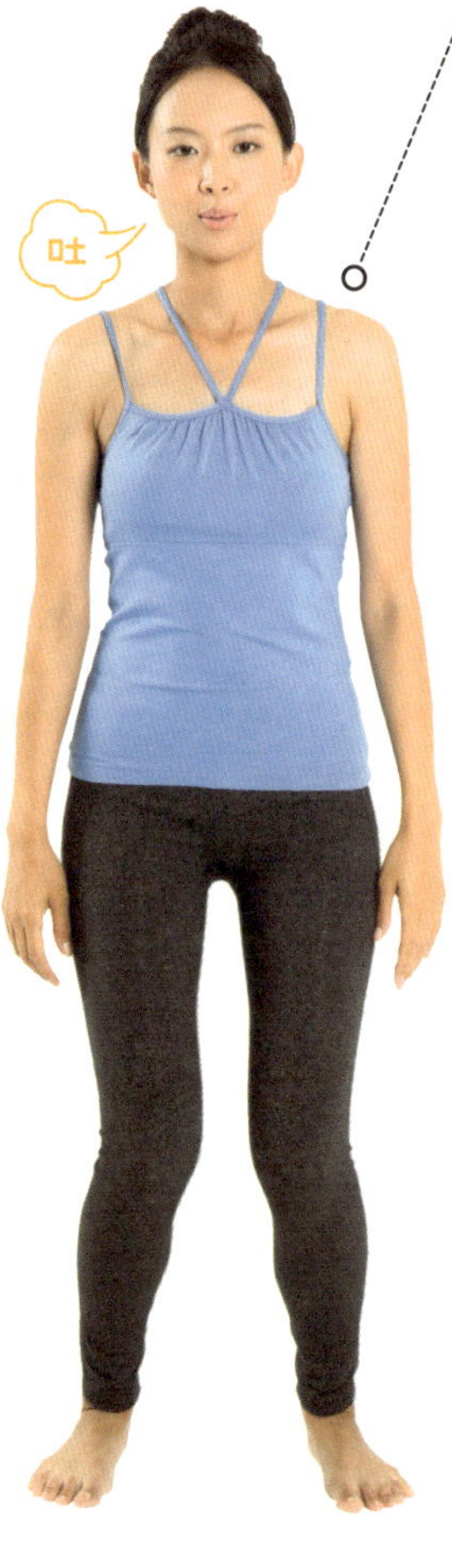


NG!

- ヒジが曲がる
- 前のめりになる

上に伸びるときにヒジが曲がると、全身を伸ばすことができません。また、脱力するときに前のめりになると腰に負担がかかってしまいます。エクササイズは正しいフォームで行ないましょう。

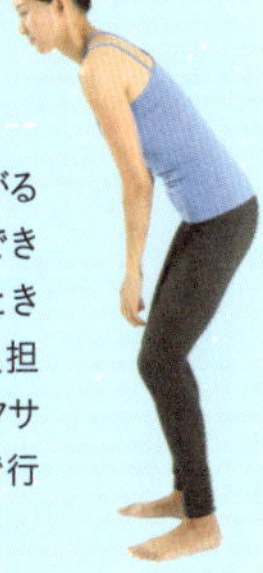

Exercise 10

# 寝る前のリラックスマッサージ

night

## 指先のはらで優しく頭部に触れながら腹式呼吸をする

椅子に座り、背筋を伸ばして胸を張る。指先のはらで頭全体をタッピングしながら鼻から息を吸い、口から吐く。2〜3分行なう。

Point

タッピングとは、指先のはらを使いトントントンと触れるか触れない程度にタッチすること

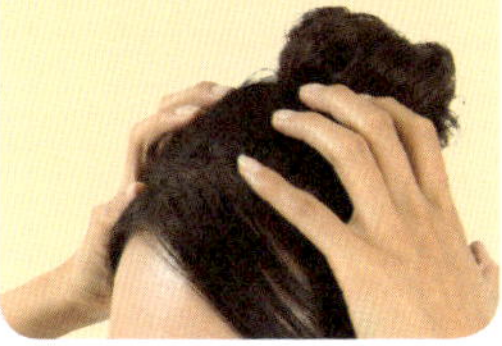

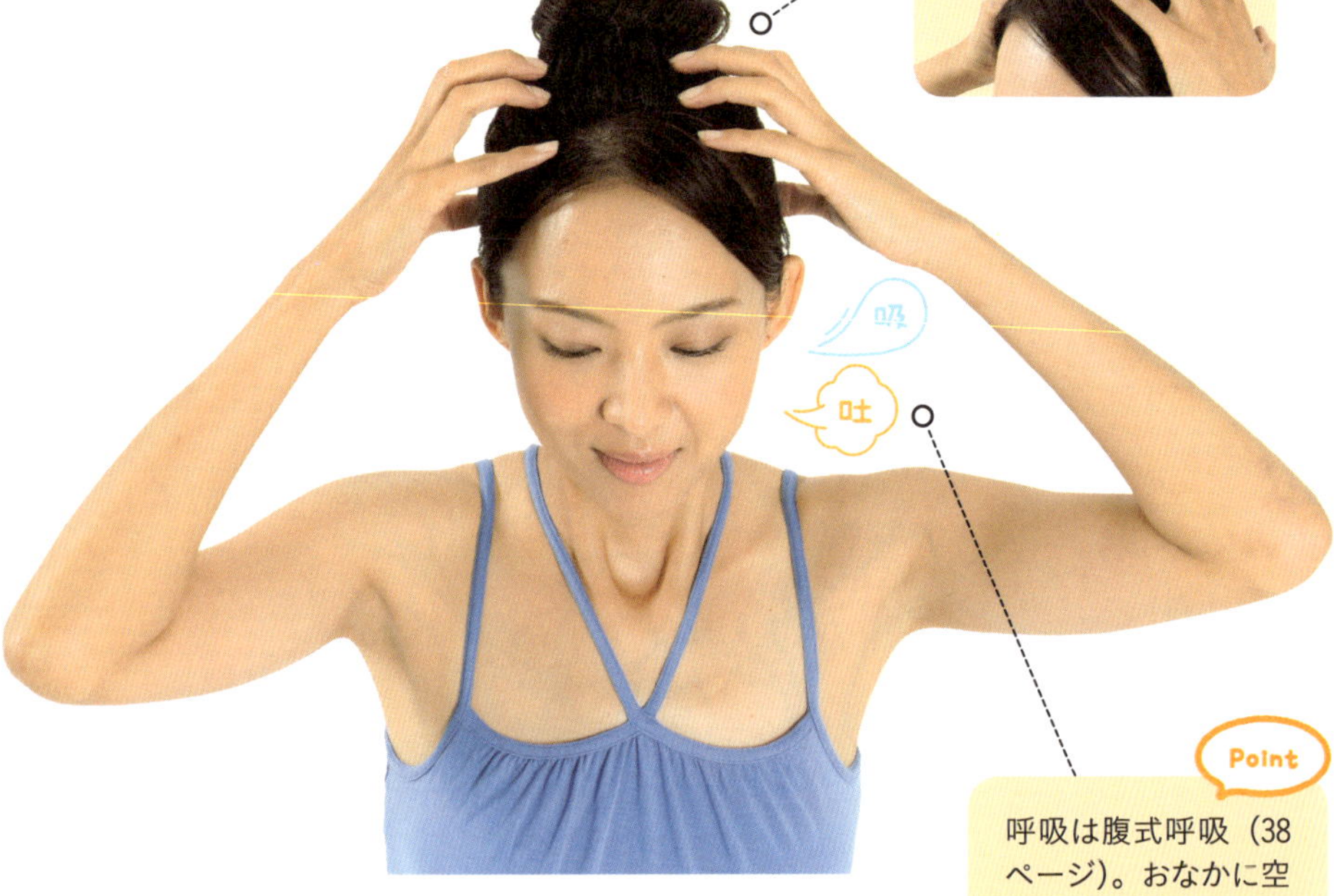


Point

呼吸は腹式呼吸（38ページ）。おなかに空気を吸い込むイメージで、ゆっくりと深呼吸をくり返します

### 効果

タッピングをしながら腹式呼吸をすると副交感神経が優位になり、ストレスが解消されてよく眠れます。また、ストレスが加わったときのリラックス方法としてもおすすめです。

### アドバイス

頭から顔全体にかけてタッピングしてもかまいませんが、メニューを増やすとそれがストレスになる場合もあります。良質な睡眠を得るためなら、頭だけでも十分でしょう。

NG!

#### たたく力が強すぎる

つい力を入れてマッサージしたくなりますが、強すぎる刺激は交感神経を高めてしまう可能性があるので要注意。触れるか触れないかくらいの力加減がベスト。リラックスしてタッチしてください。

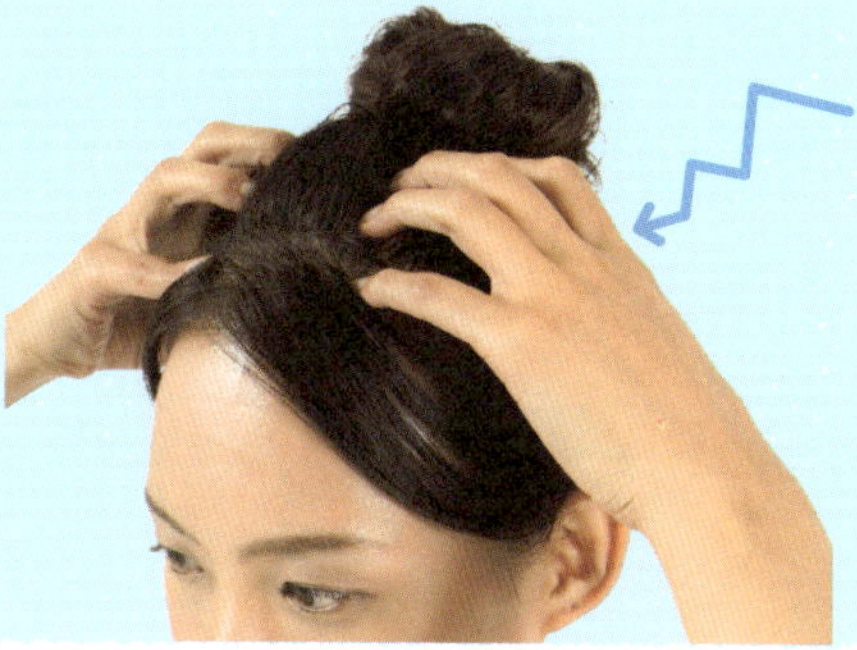

NG!

#### 首が前方に倒れてしまう

目線が下がり頭の位置が前にズレるとストレートネックになってしまいます。気道が狭くなり呼吸がしにくくなるだけでなく、肩こりも引き起こす原因になるので、正しい姿勢を維持しましょう。

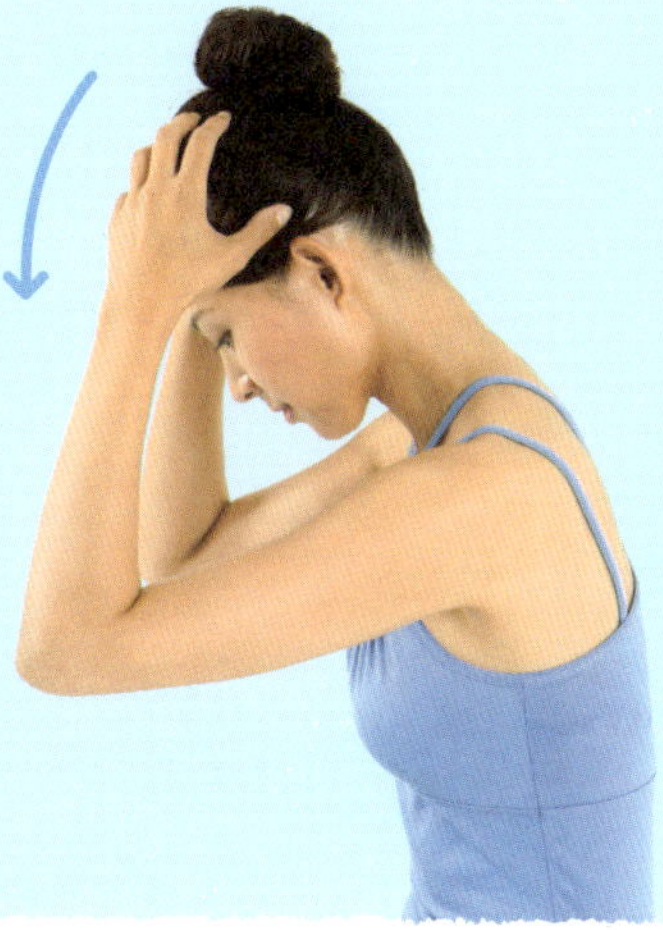

Exercise 11

# 疲労回復のストレッチ①

## 1

### 仰向けになり 両腕を上に伸ばす

仰向けになり、足は肩幅に開く。鼻から息を吸いながら、「前へならえ」をするように両腕を上に伸ばす。

Point

両腕はできるだけ上に伸ばす。肩甲骨が大きく開いていることを意識してください

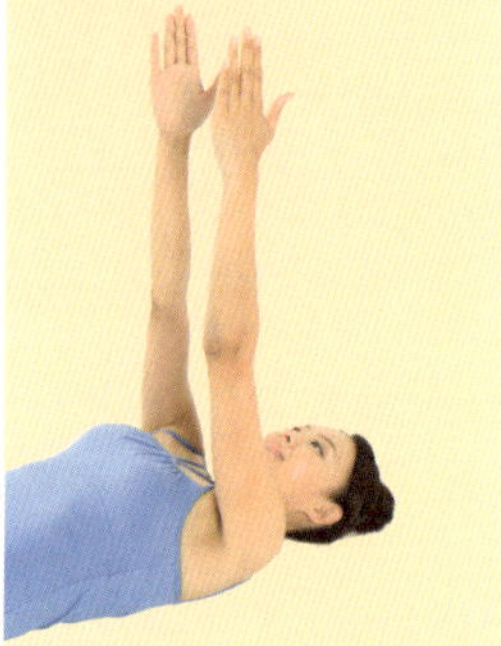

Point

足は肩幅に開きリラックスさせます

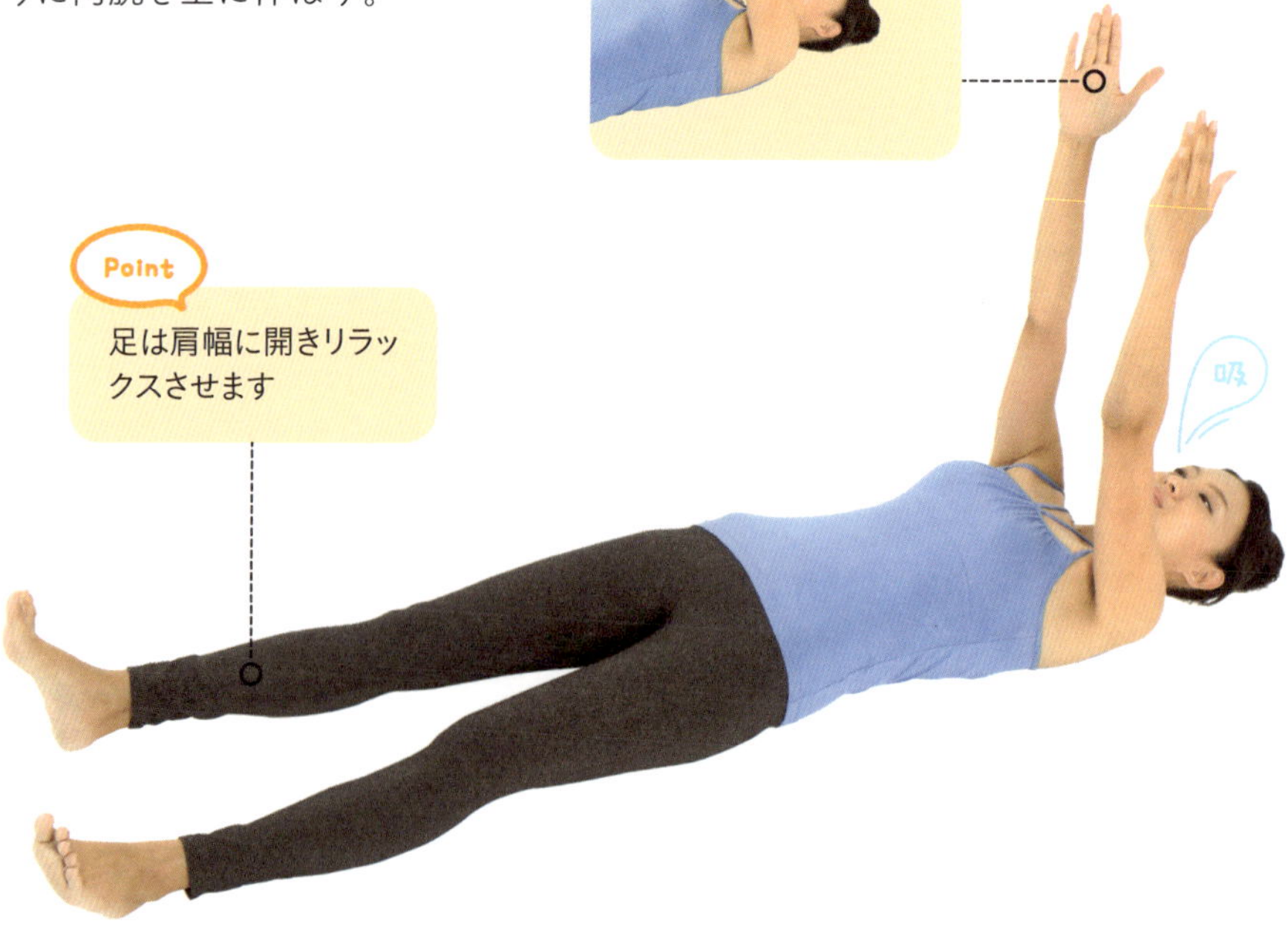

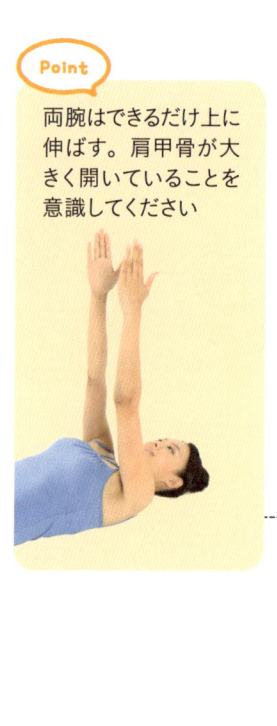

### 効果

●深呼吸をしながら肩甲骨を大きく動かすことで、副交感神経の働きが高まりリラックス効果が実感できます。また肩や肩甲骨周りの血流がよくなり、肩こりも改善されます。

### アドバイス

●胸式呼吸か腹式呼吸かは意識しなくても大丈夫です。体全体に空気を入れるようなイメージで鼻からゆっくりと息を吸い込み、口からフーッと息を吐きましょう。

# 2

## 息を吐きながら腕を一気に脱力

息をフーッと吐きながら、腕の力を抜いて一気に脱力する。重力に任せて落とすイメージ。5回行なう。

### NG!

**●ヒジが曲がり上に伸びない**

ヒジが曲がると腕が上に伸びません。その結果、肩甲骨が動かないのでエクササイズの効果は得られません。腕は肩甲骨から動かして、指先が天井に届くようなイメージで伸ばしましょう。

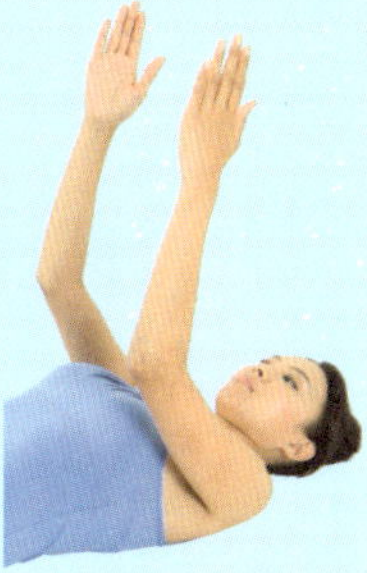

### Point

一気に脱力するとき、ヒジが床にぶつからないように気をつけてください

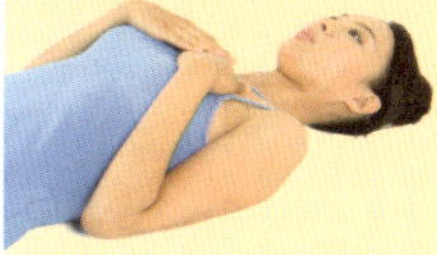

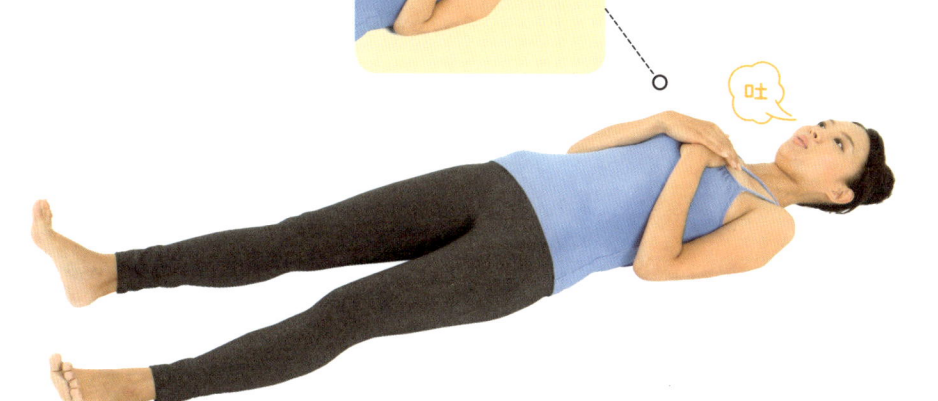

Exercise 12

# 疲労回復のストレッチ②

before sleeping

## 1 仰向けになり全身を伸ばす

仰向けになる。腕は頭上に伸ばし手首を交差させ、足は親指同士を重ねる。息を吸いながら全身を伸ばす。

Point

腕は頭上にまっすぐ伸ばし、手首を交差させて動かないようにロック（固定）します

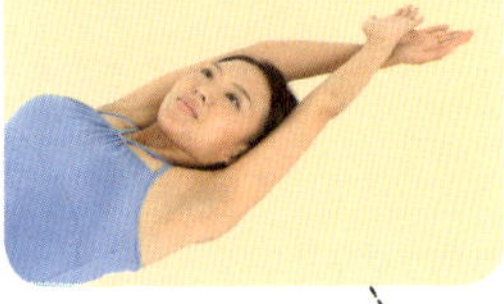

Point

足はまっすぐ伸ばし、親指同士を重ねて動かないようにロック（固定）します

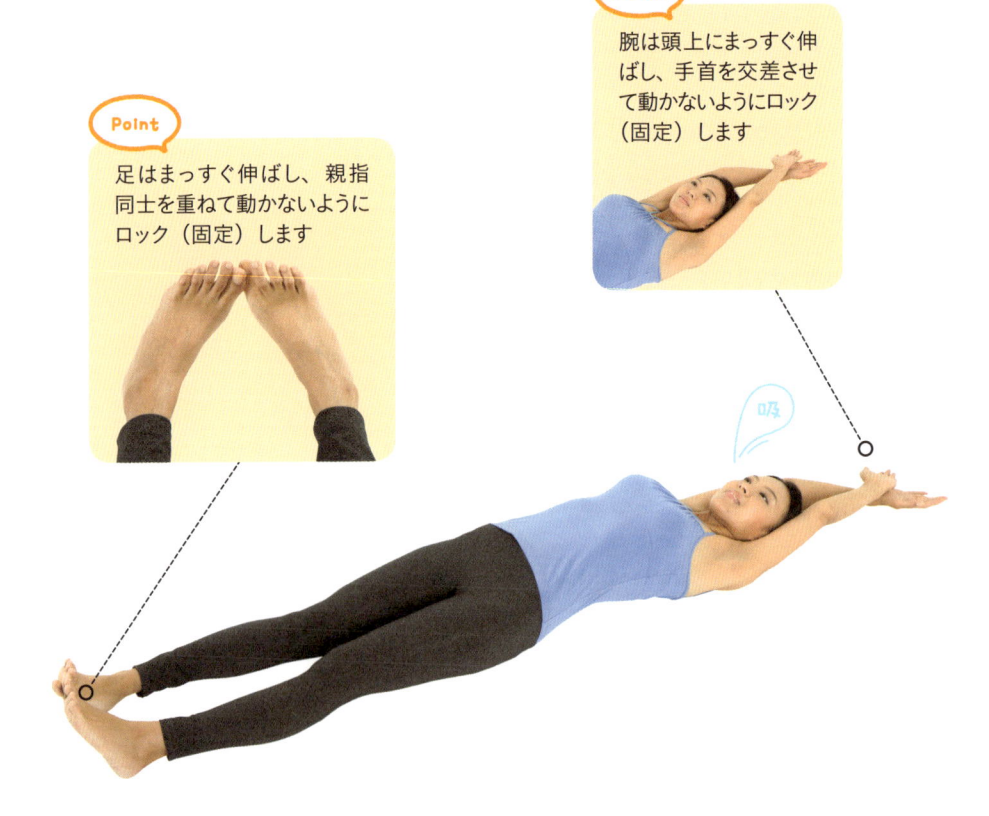

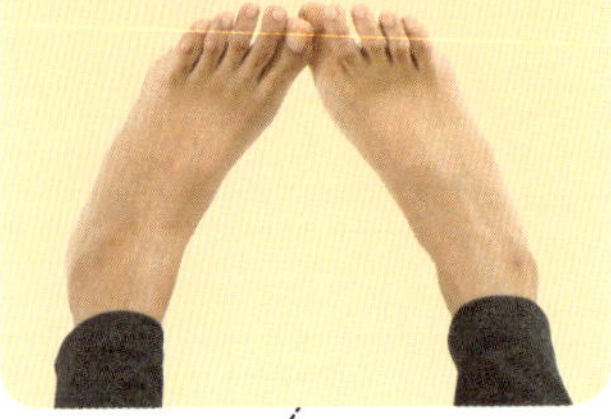

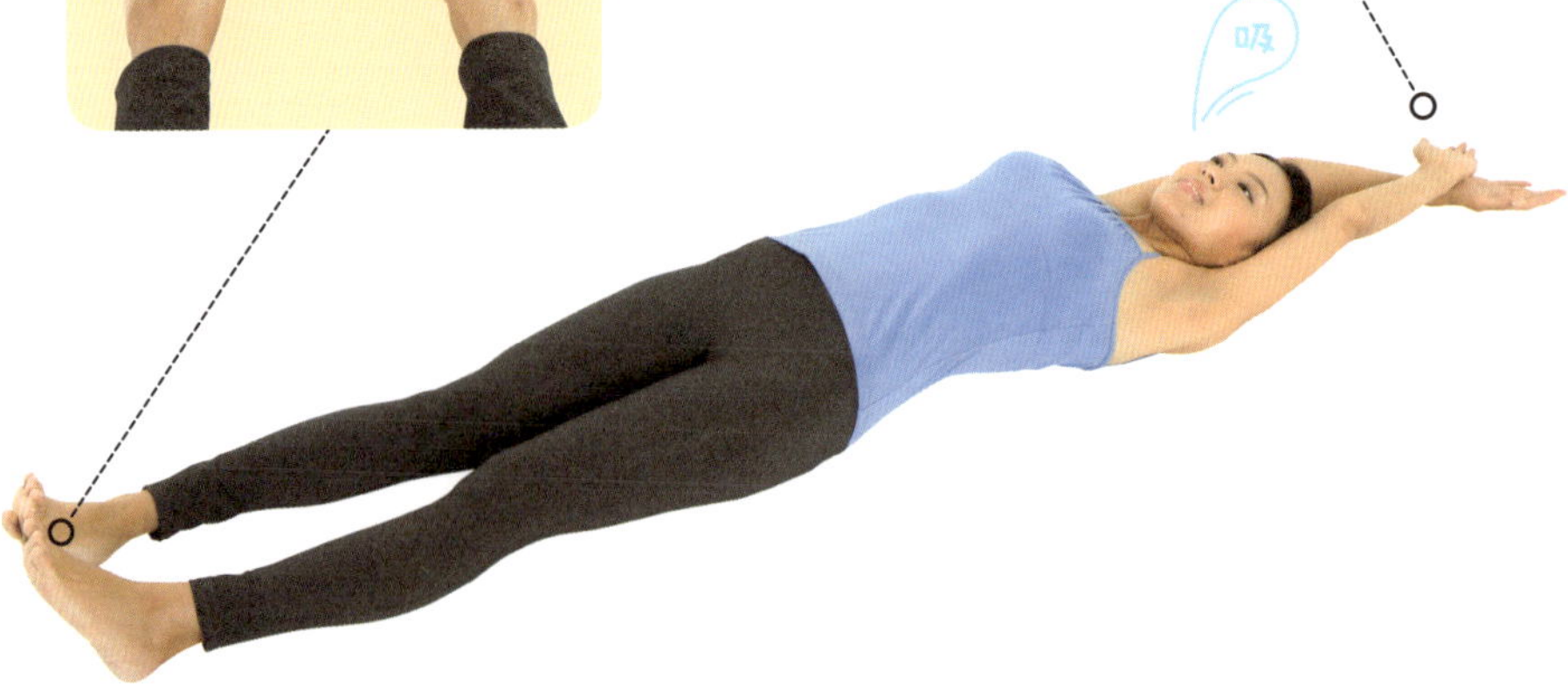

**効果**

●仰向けで行なうエクササイズは重力の影響を受けないので、楽に全身を伸ばせます。全身の血流が促進されて副交感神経の働きもアップ。深い癒し効果が実感できます。

**アドバイス**

●手首と足の親指をロックすることで、体の一部に負担をかけず全身を均等にストレッチできます。手と足が両方から引っ張られているイメージで、思いっきり伸びましょう。

# 2

## 息を吐きながら全身の力を抜く

息をフーッと吐きながら、全身の力を一気に抜いて脱力する（交差させた手首と足の親指を離す）。呼吸法は意識せず深呼吸でOK。5回行なう。

**NG!**

- **ヒジが曲がる**
- **足が離れる**

ヒジが曲がり、手首や足の親指がロック（固定）されていないと、思いっきり伸びることができません。さらに、体の一部に負担がかかることもあるので要注意。末端を固定して、正しい姿勢を維持しましょう。

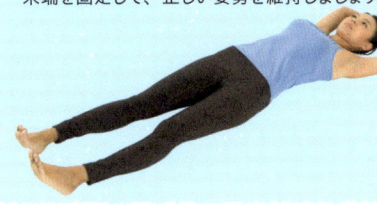

**Point**

胸式呼吸、腹式呼吸はあえて意識せず、体全体に空気を入れるイメージで深呼吸

吐

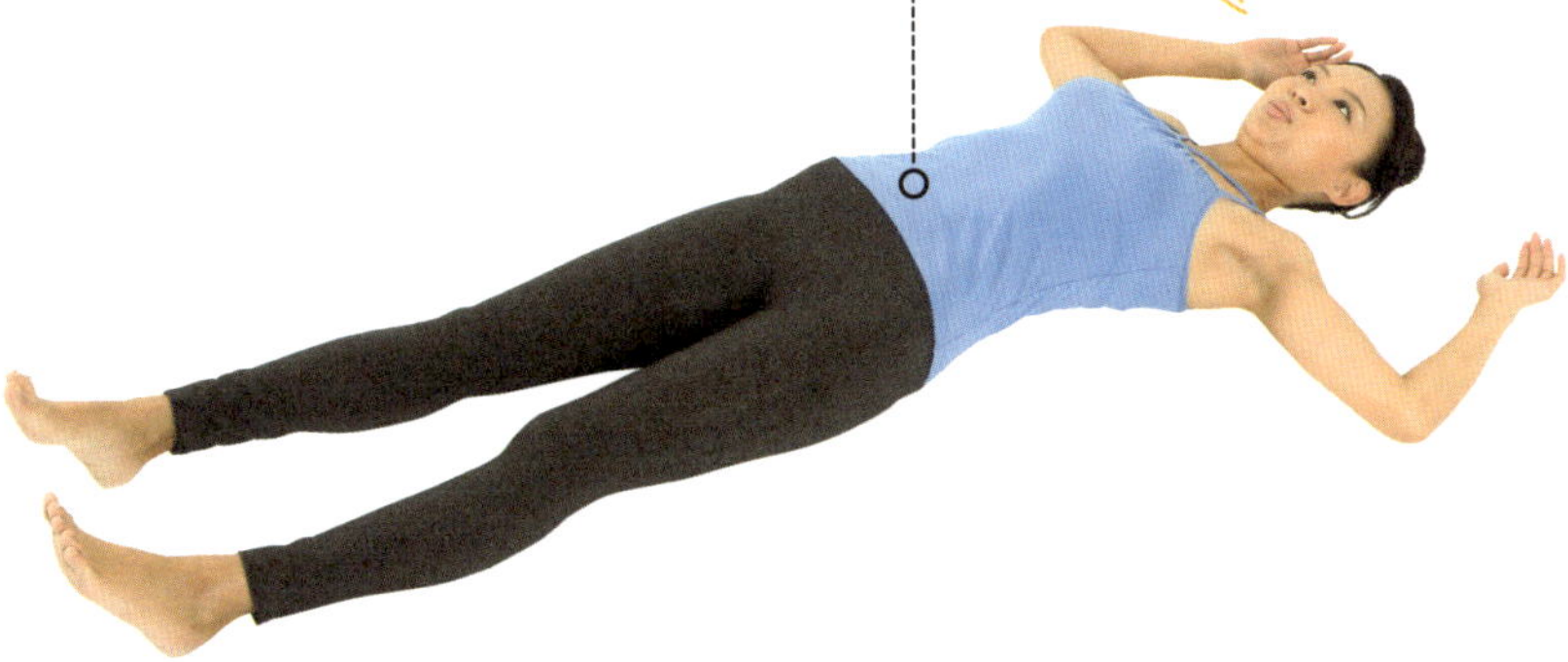

column ❸

# イラッときたら「ゆっくり深い呼吸」を

怒ると呼吸は速く浅くなり、交感神経が過剰になって自律神経は乱れてしまいます。

交感神経が過剰に緊張すると、血管が収縮し、血流が悪くなって血圧が上がります。また、興奮ホルモンのドーパミンやアドレナリンなども分泌されます。こうしたホルモンが出つづけると、フィードバック機能が働いて、必要なときに分泌されなくなります。

怒ることが多いと、体内に悪玉の活性酸素が発生し、細胞や遺伝子を傷つけ、体をサビつかせる原因のひとつになります。医学的にみて、怒りの感情は、精神的にも肉体的にも何のメリットもないのです。

怒りの感情がわきあがってきたら、とりあえず怒りの言葉を口にせず、「ゆっくり深い呼吸」をしてみてください。怒りの感情が次第におさまってくるはずです。

そして、「この怒りは自分の健康を損なうほどのメリットがあるかどうか」を考えてみましょう。

# 4章

# 呼吸
# ×
# エクササイズ
## ～状況編～

4章では、「リラックスしたい」「集中したい」「不安を感じたとき」など
状況に合わせて行なってほしいエクササイズを紹介します。
最後の「共鳴呼吸（86ページ）」と「マインド呼吸（88ページ）は、
試してみてほしい呼吸として紹介しました。

Exercise 13

# ストレス解消ストレッチ①

relax

## 1 手を組んで息を吸い込む

椅子に座って背筋を伸ばす。口の前で手を組み、親指と人さし指の穴から大きく息を吸い込む。

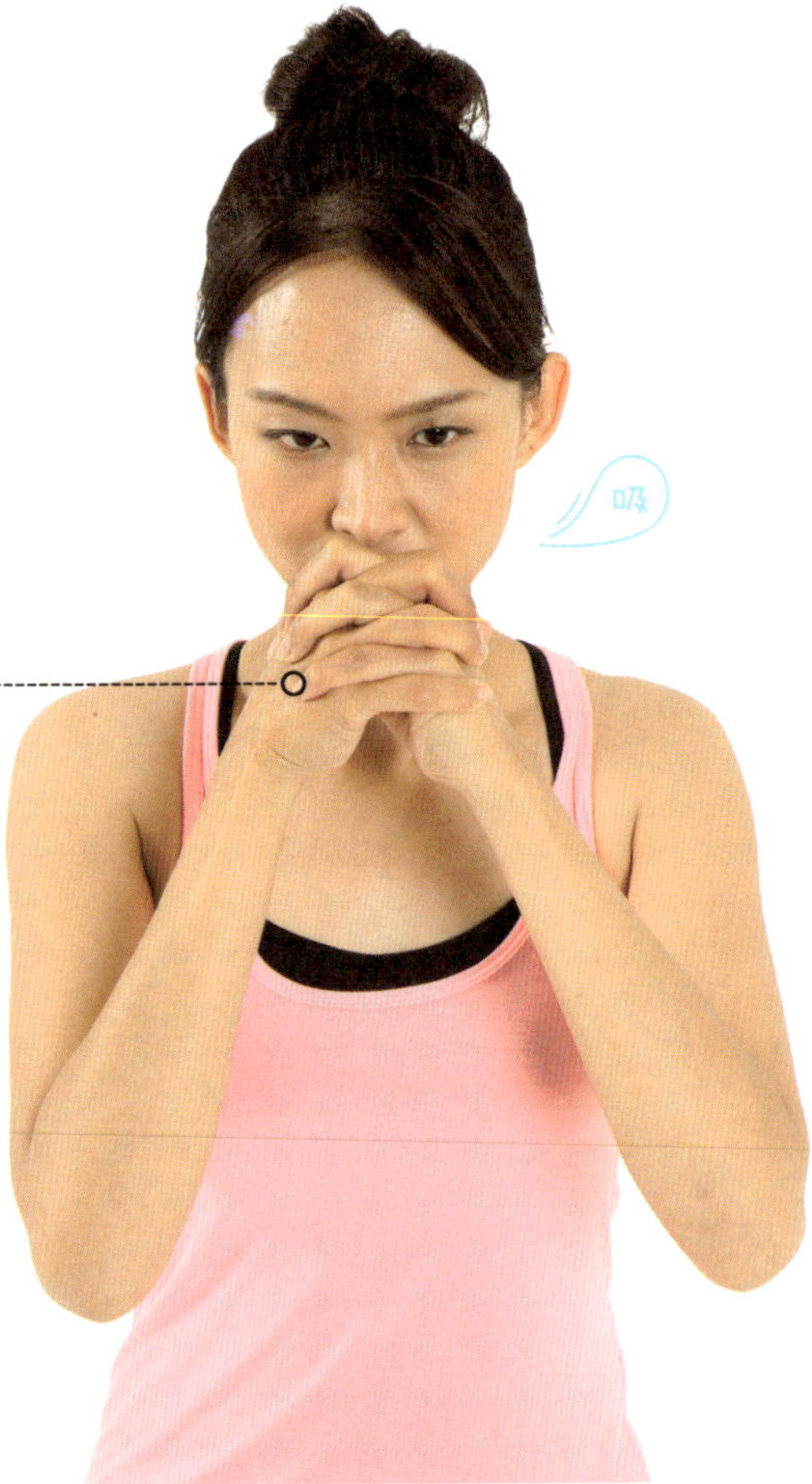


Point

手は口の前でしっかりと組みます。前屈みにならないように背筋は伸ばして

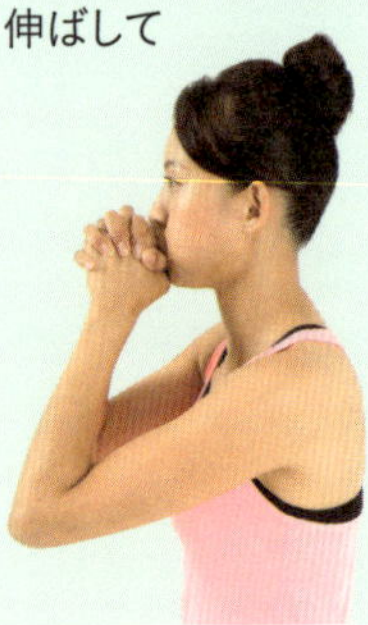

**効果**

怒りやストレスなど目に見えないものを解消するには、イメージトレーニングが最適。息をストレスだとイメージして吐き出すことで、気分がスッキリ軽くなります。

**アドバイス**

息を吐くときは、自分のなかにある怒りやストレスをぶつけて出しきるイメージをもちましょう。具体的には、風船をフーッとふくらませるように穴に息を吹き込みます。

# 2 組んだ手の穴に息を吹き込む

親指と人さし指でつくった穴に、思いっきり息を吹き込む。息はしっかりと吐ききる。5～10回行なう。

**Point**

親指と人さし指でつくる穴の大きさは、口のサイズよりもやや小さいくらいがベスト

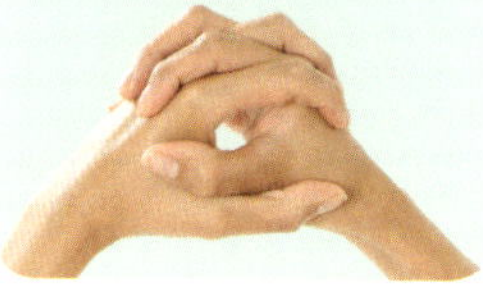

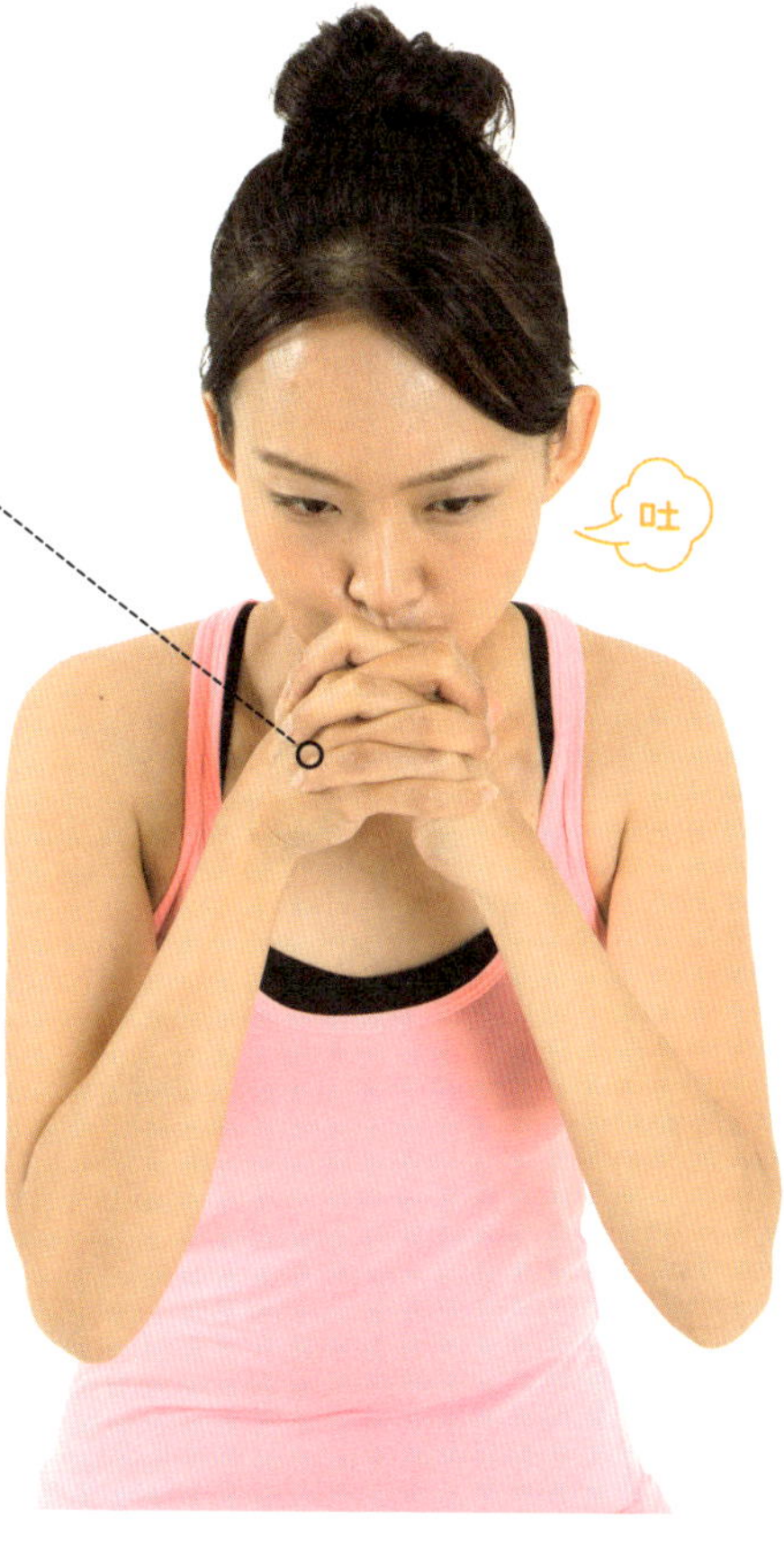


**NG!**

- 手の穴が大きい
- 手の穴がない

息を吸って吹き込む手の穴は、大きすぎても穴がなくても効果が得られません。口が手に少し隠れることで、息を吐くときに負荷が感じられるかがポイント。自分に合った大きさを見つけましょう。

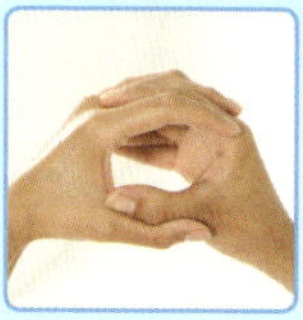

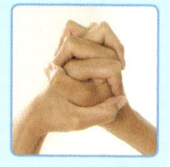

Exercise 14

# ストレス解消ストレッチ②

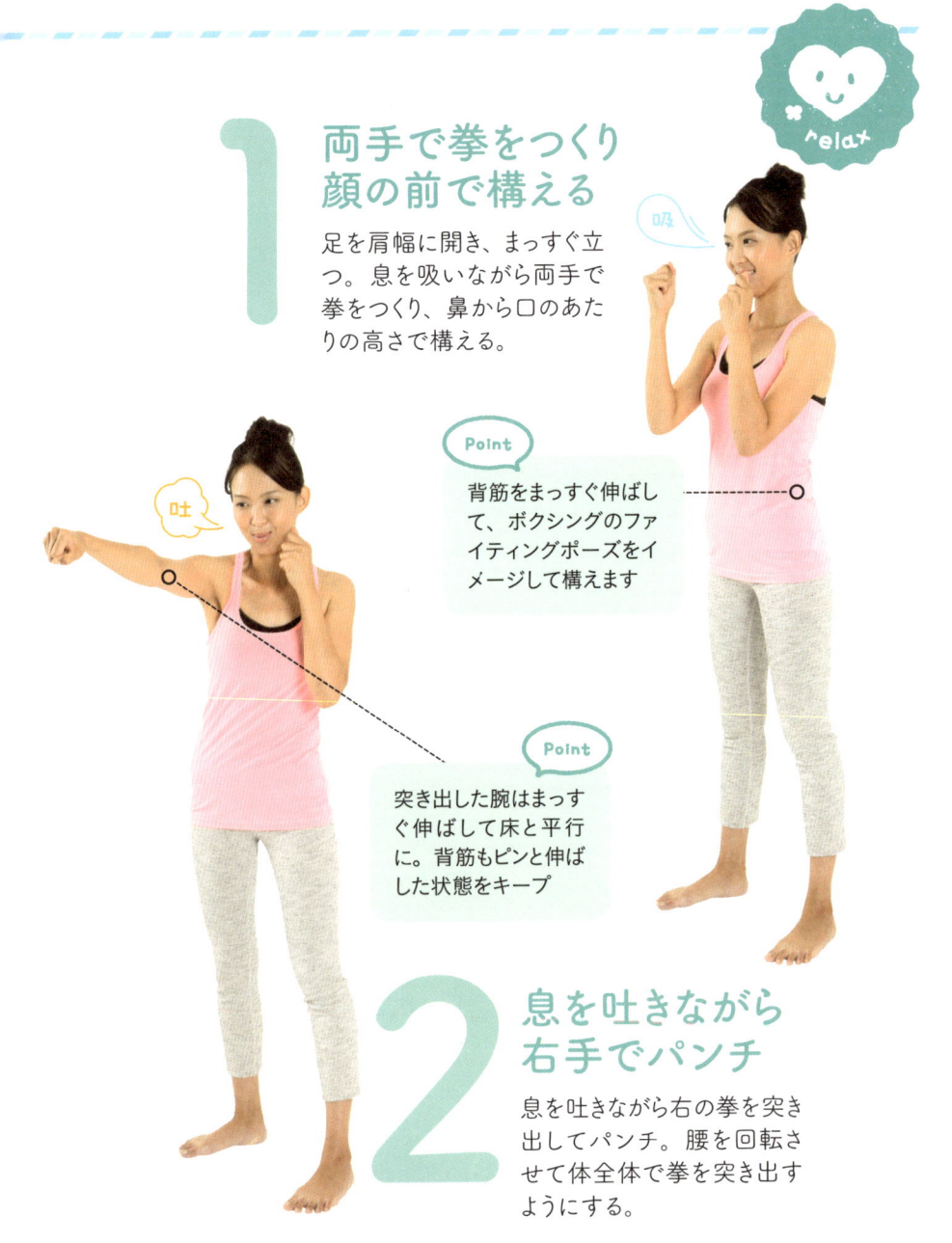

## 1 両手で拳をつくり顔の前で構える

足を肩幅に開き、まっすぐ立つ。息を吸いながら両手で拳をつくり、鼻から口のあたりの高さで構える。

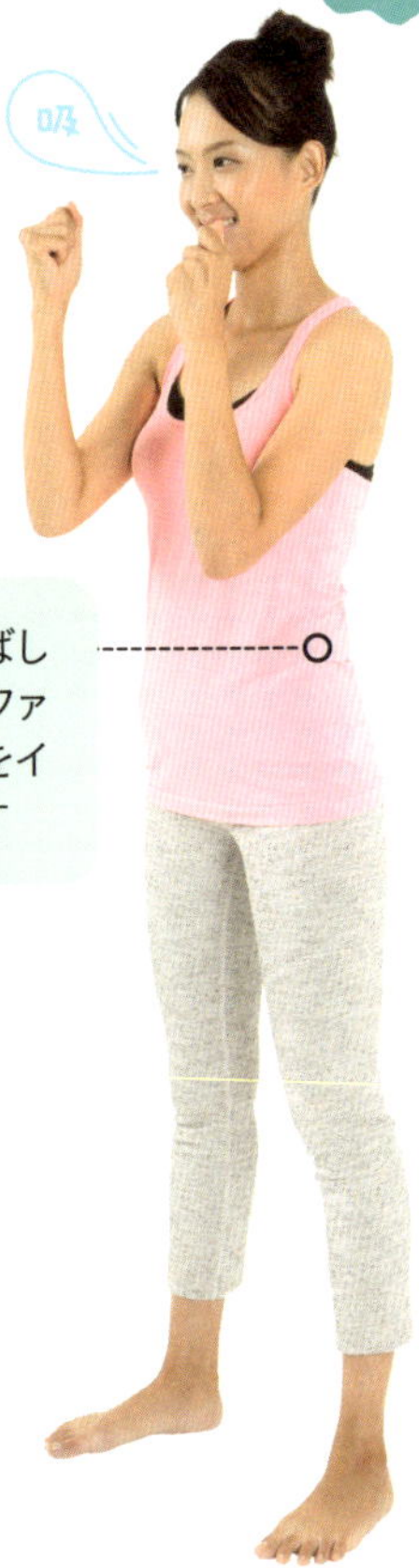


Point

背筋をまっすぐ伸ばして、ボクシングのファイティングポーズをイメージして構えます

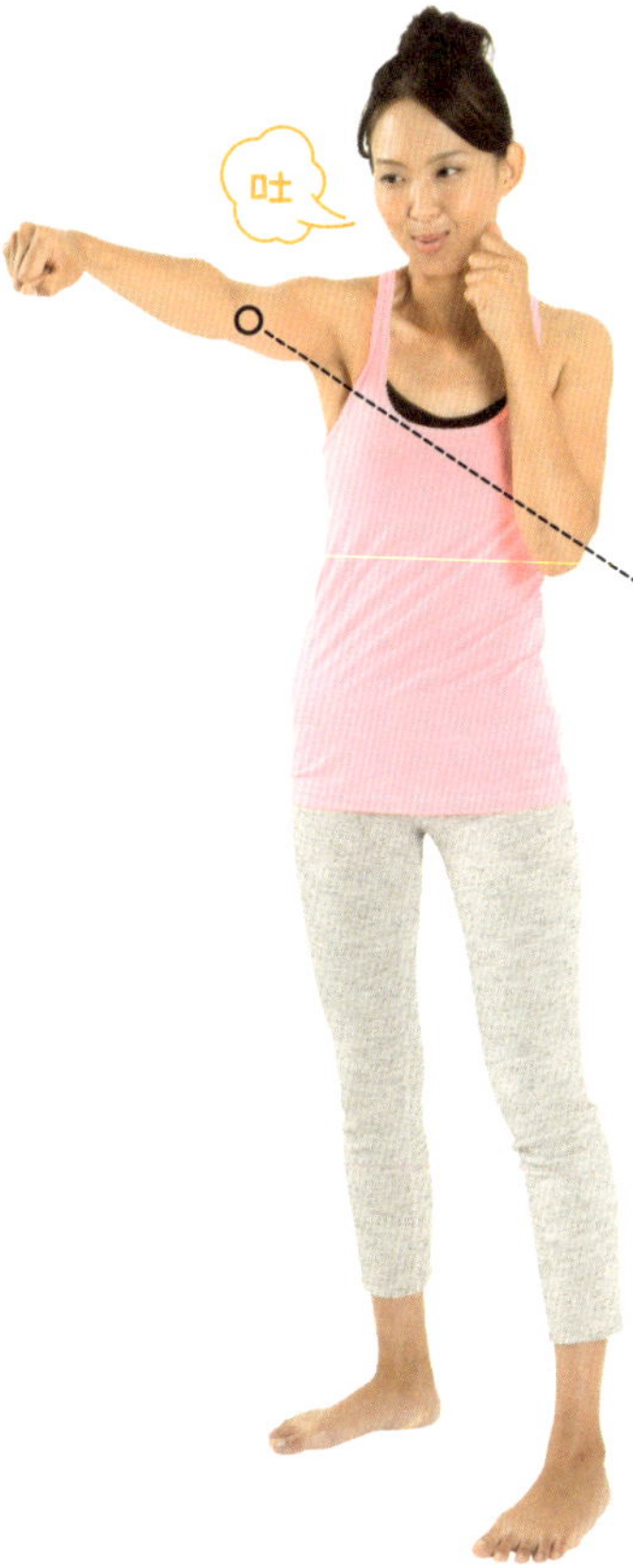


Point

突き出した腕はまっすぐ伸ばして床と平行に。背筋もピンと伸ばした状態をキープ

## 2 息を吐きながら右手でパンチ

息を吐きながら右の拳を突き出してパンチ。腰を回転させて体全体で拳を突き出すようにする。

### 効果

●軽い運動にもなるボクシングパンチは、ストレス発散に効果的なエクササイズ。さらに、怒りやストレスを叩きのめすイメージをしながら体を動かせば、効果が倍増します。

### アドバイス

●パンチを打つことばかりに気をとられず、呼吸も忘れずに。フッと息を吐きながら拳を突き出すことを意識し、「イチニ、イチニ」とリズミカルに体を動かしましょう。

# 3 息を吐きながら左手でパンチ

突き出した右の拳を引き寄せながら、息を吸う。すぐに息を吐きながら、左の拳を突き出す。左右合計で20回行なう。

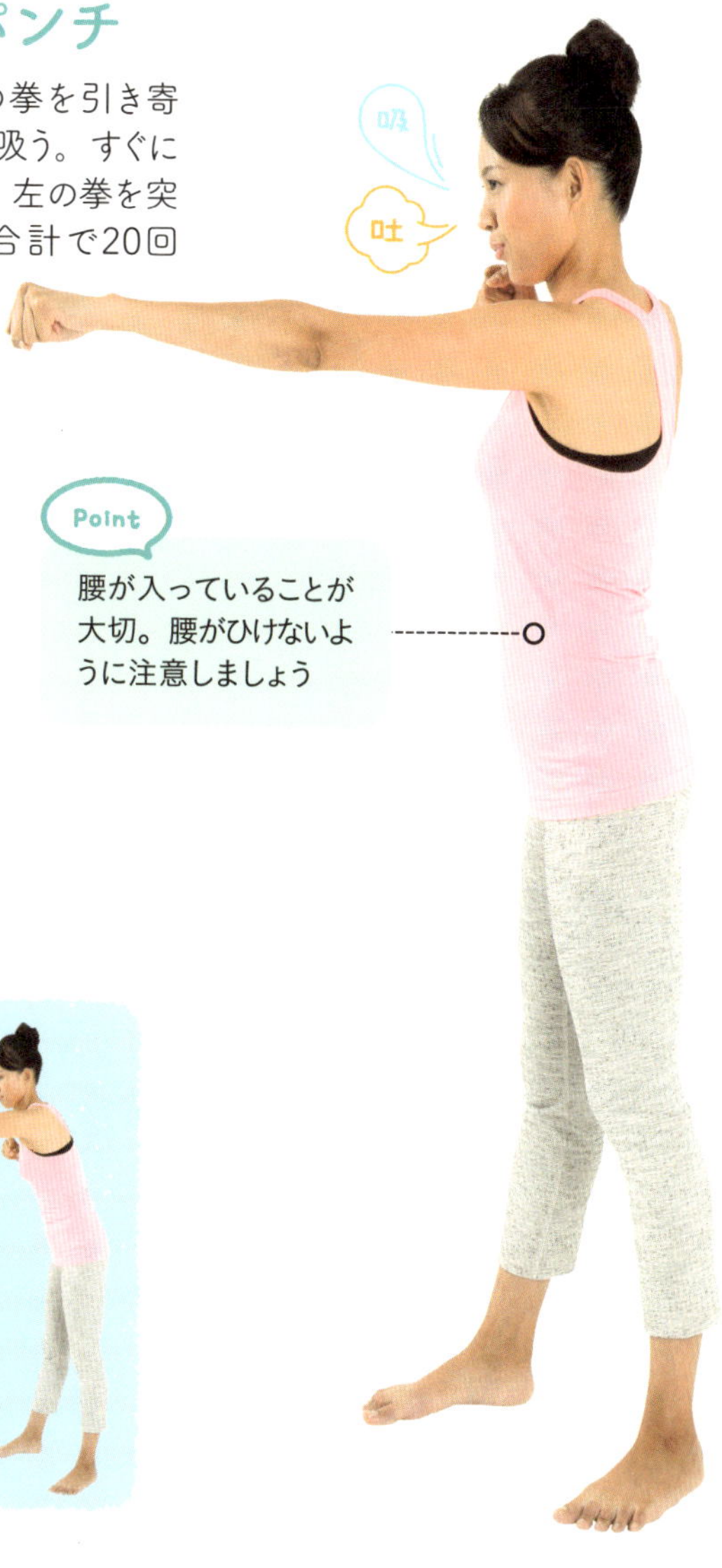


**Point**

腰が入っていることが大切。腰がひけないように注意しましょう

**NG!**

●**背中が丸まり手だけのパンチ**

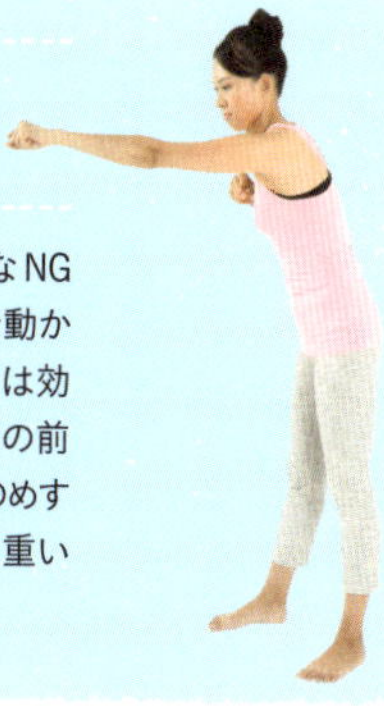

とくに女性にありがちなNGが、姿勢が悪く手だけを動かしているパンチ。これでは効果が期待できません。目の前の怒りやストレスを叩きのめすイメージで、腰の入った重いパンチを打ちましょう。

Exercise 15

# 集中できるストレッチ①

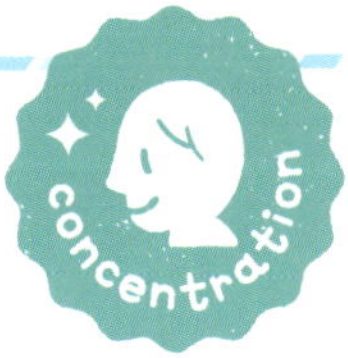


## 1 顔全体を手のひらで覆う

椅子に座り、背筋を伸ばして胸を張る。目を閉じて、鼻と口以外の顔全体を両手のひらで覆う。

**Point**

集中するため、目を閉じて、両手のひらで目をしっかりとカバーして光をシャットアウトします

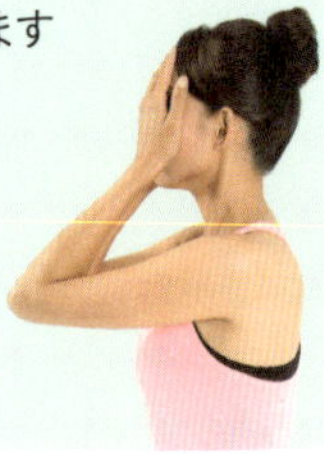

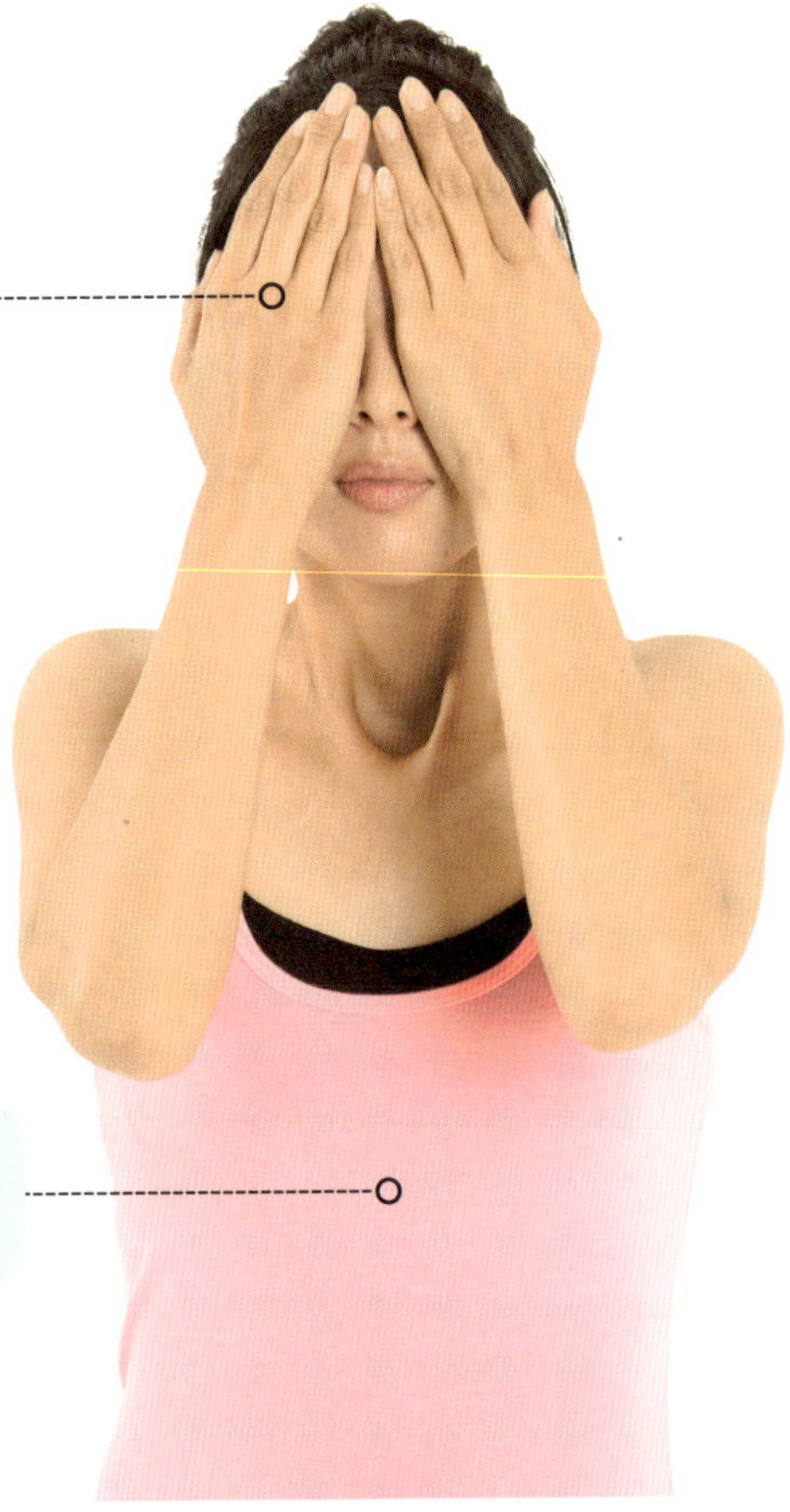

**Point**

背筋を伸ばして胸を張り、肩の力を抜きます

### 効果

●ここぞというときドキドキするのは、交感神経が高まっているから。視界から光を遮断して、ゆっくりと腹式呼吸（38ページ）をくり返すと、副交感神経が上がり集中力がアップ。

### アドバイス

●光は交感神経を刺激するので、集中したいときは光を遮断すると効果的。よくアスリートたちが試合前などに目を閉じて集中していますが、理にかなった行動なのです。

## 2 両手の隙間から腹式呼吸をする

おなかを意識しながら4秒間鼻から息を吸い込み、8秒間口から息を吐く。10回行なう。

**Point**

息を吐くほうに意識をおくと、副交感神経がアップします

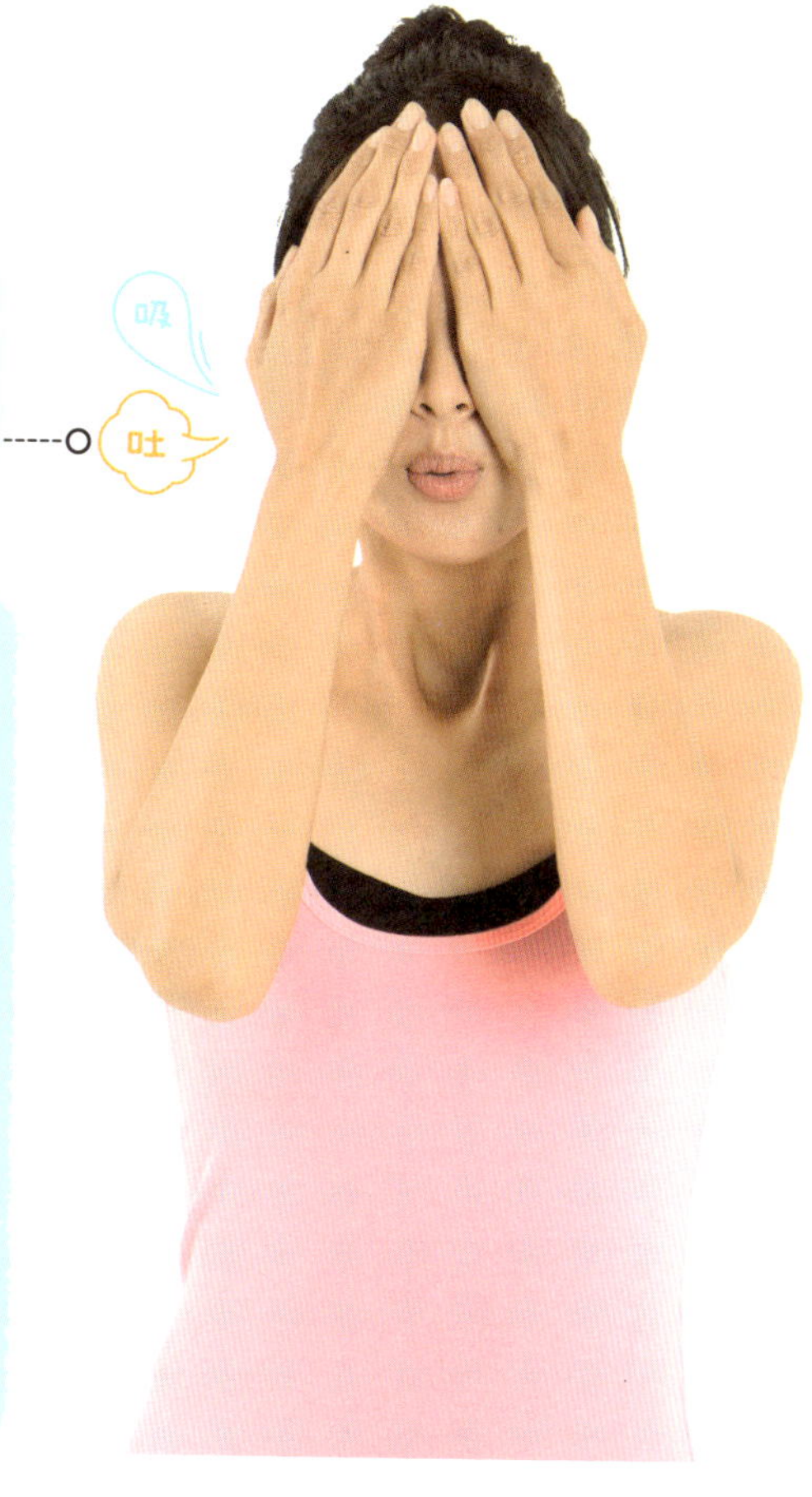


**NG!**

- 鼻と口を覆う
- 前のめりになる

鼻と口まで手のひらで覆ってしまうと呼吸ができません。また、前のめりになると気道が狭くなり呼吸しにくくなります。背筋を伸ばして胸を張り、鼻と口は両手のひらで覆わないようにしましょう。

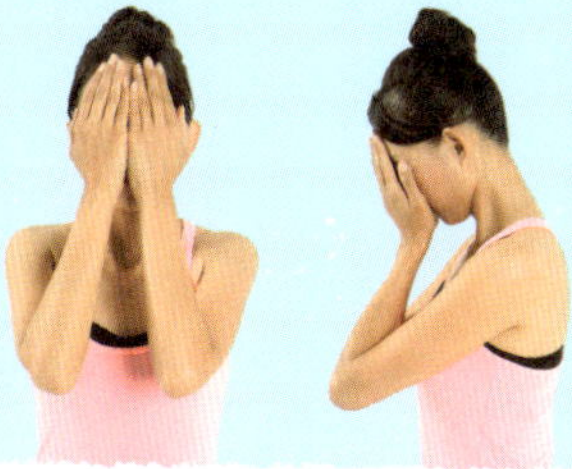

Exercise 16

# 集中できるストレッチ②

concentration

# 1

## 丹田に手を置き 鼻から息を吸う

椅子に座り、背筋を伸ばして胸を張る。両手で三角形をつくり頂点を丹田に置き、4秒間鼻から息を吸う。

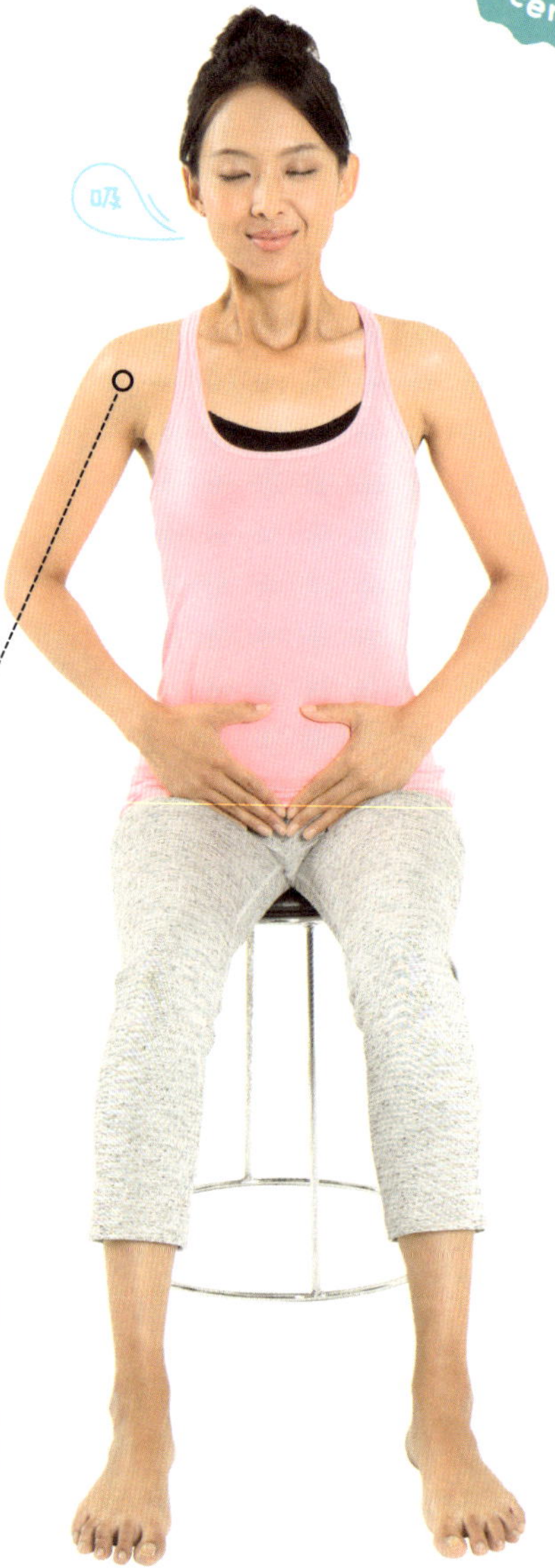


Point

背筋はまっすぐ伸ばして胸を張ります。肩の力を抜いてリラックスします

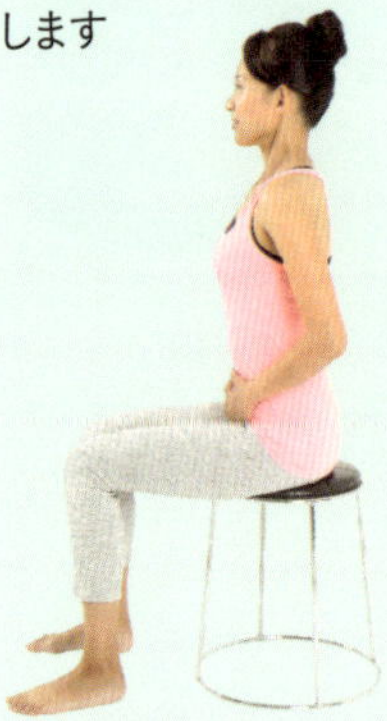

### 効果

●丹田はおへそから指3本分下にある重要なツボ（40ページ）。ここを意識しながら腹式呼吸を行なうと、一般的な腹式呼吸よりも副交感神経が優位になり集中力がアップ。

### アドバイス

●丹田に手を置くことで、意識をサポートします。ただし、やり方に固執しないでください。考えすぎは逆にストレスになるので、心地よい呼吸を心がけましょう。

# 2

## 丹田を意識して口から息を吐く

丹田を意識しながら、8秒間かけて口から息を吐ききる。10回行なう。

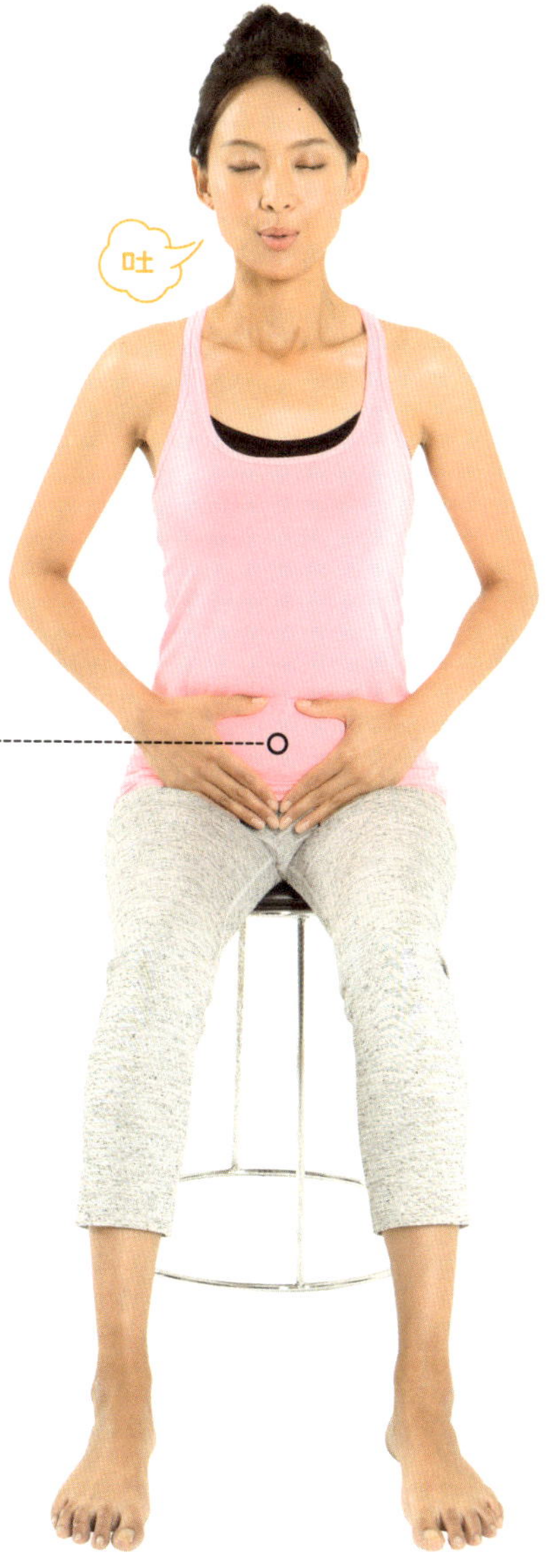


**Point**

目を閉じて丹田の位置（おへそから指3本分下）を意識します

### NG!

**●背中が丸まり前屈みになる**

姿勢が悪いと気道が狭くなるので、空気をたくさん吸い込めません。椅子に座ったら、まずは肩の力を抜いてリラックスしましょう。それから、背筋を伸ばして胸を張り、エクササイズを開始します。

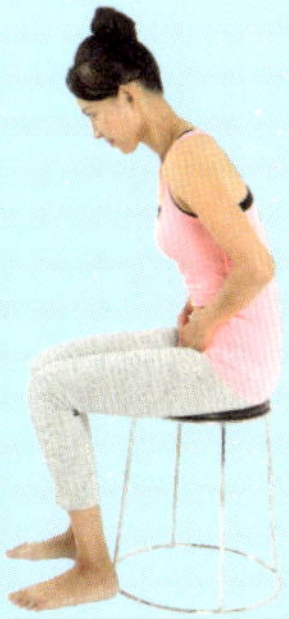

Exercise 17

# 不安を抑えるストレッチ①

anxiety

## 1

### 両手を組んで鼻から息を吸う

椅子に座り、背筋を伸ばして胸を張る。目を閉じて、両手を胸の前で組んで、鼻から息を吸い込む。

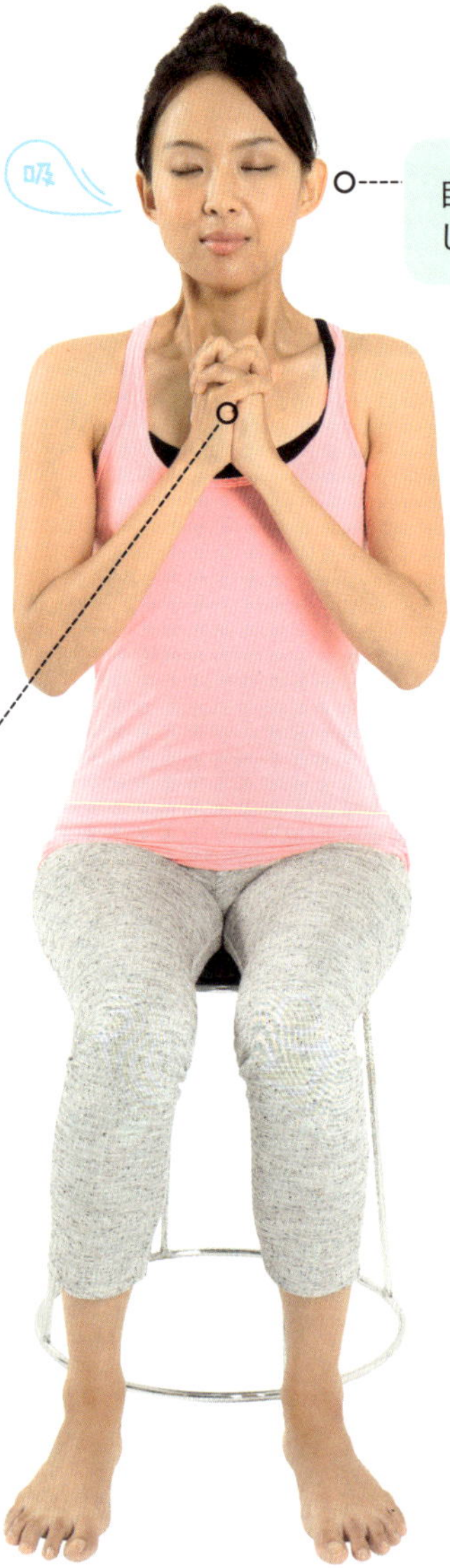


Point

目を閉じて呼吸に集中します

Point

胸の前で手を組みます。上すぎたり下すぎたりしないように気をつけます

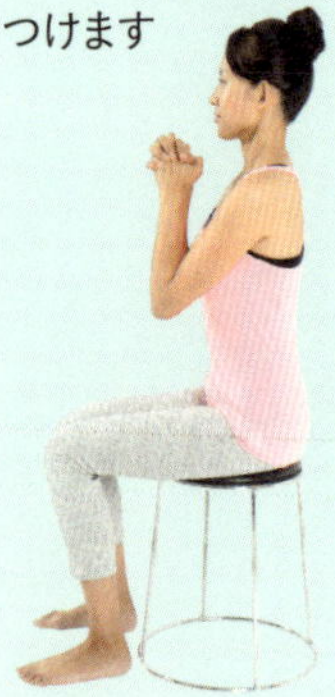

**効果**

不安でいても立ってもいられないとき、拝むポーズをします。それが安心できる体勢なので、そのままゆっくりと深呼吸をすると副交感神経が優位になり落ち着いてきます。

**アドバイス**

不安なときに、呼吸法を考える必要はありません。胸式呼吸、腹式呼吸は意識せず「鼻から息を吸ってゆっくりと口から吐く」を守れば、自分で楽だと思う呼吸でOK。

# 2

## 拝むポーズで口から息を吐く

拝むような体勢のまま、口から息を吐く。ゆっくりと深呼吸をくり返す。10回行なう。

**Point**

鼻から息を吸って口から吐きます。ゆっくりと深い呼吸を心がけてください

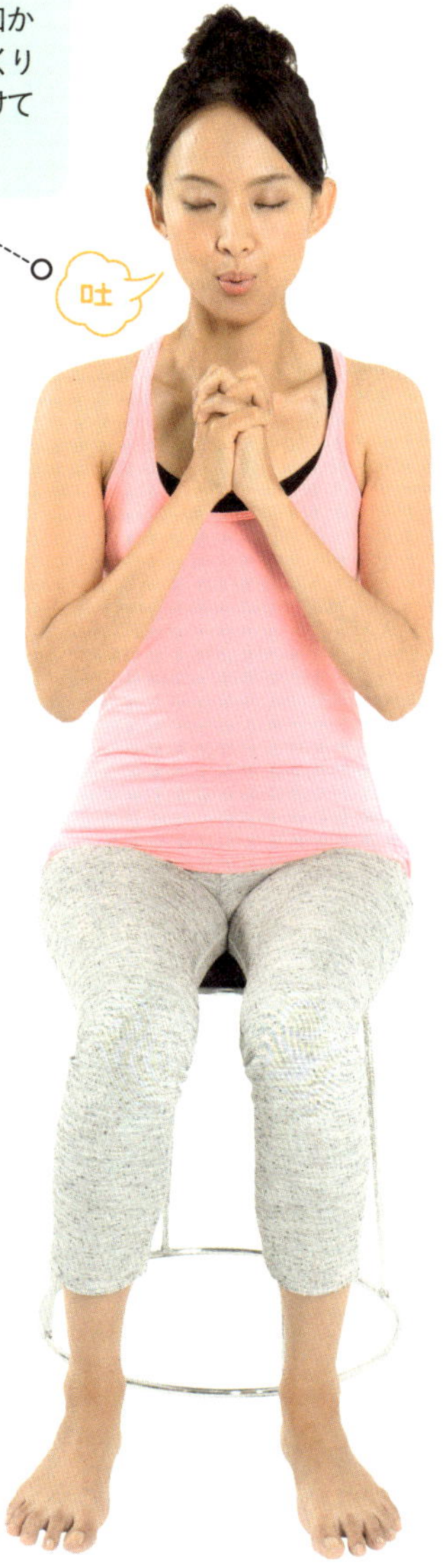


**NG!**

- **手が上すぎる**
- **背中が丸まる**

手の位置が上すぎると、首周りの筋肉が緊張してリラックスできません。また、背中が丸まった悪い姿勢では深呼吸ができません。手の位置を確認して、正しい姿勢で行なうようにしましょう。

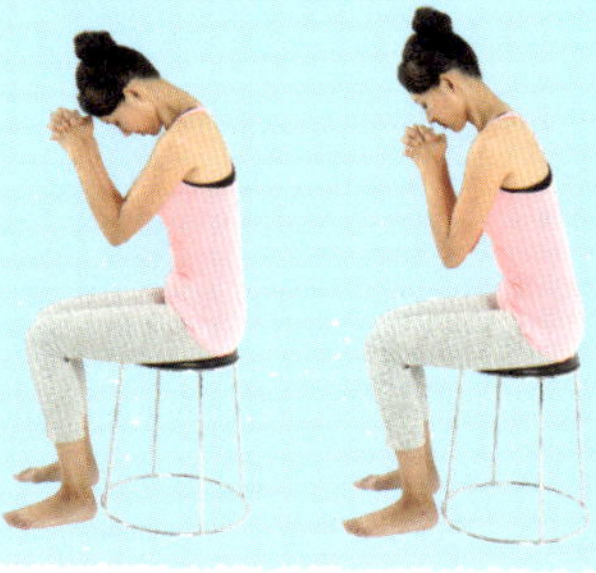

Exercise 18

# 不安を抑えるストレッチ②

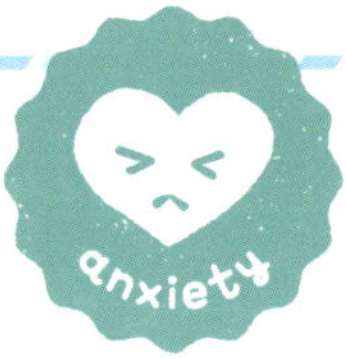


Point

目を閉じて呼吸に集中します

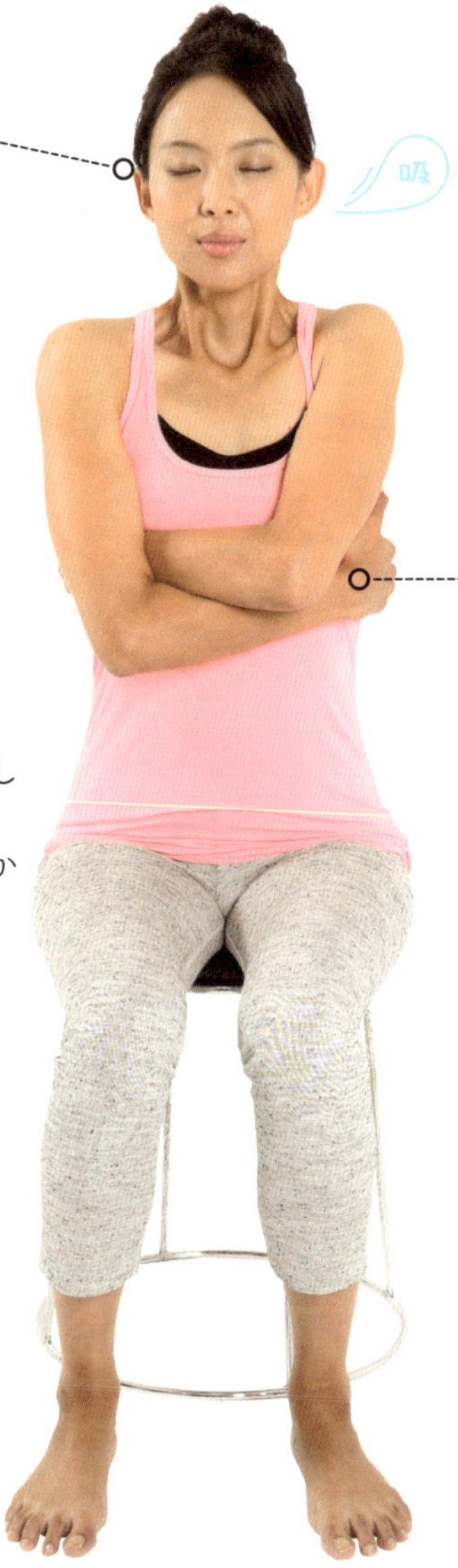


Point

両腕は体の前で交差させて、両手で体を包み込むようにします

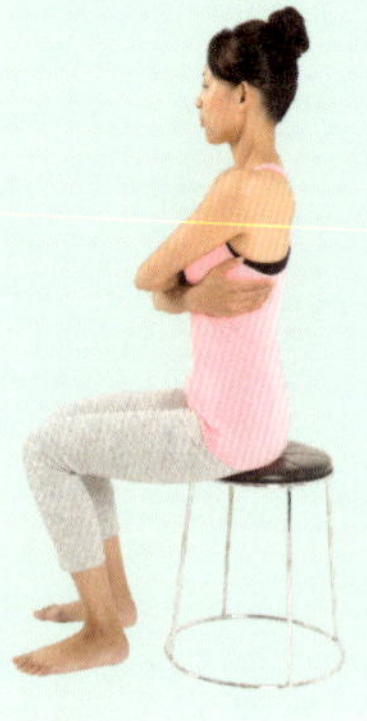

## 1

## 両腕を組んで鼻から息を吸う

椅子に座り、背筋を伸ばして胸を張る。目を閉じて、両腕を体の前で組んで鼻から息を吸い込む。

### 効果

●腕組みは自己防衛由来のポーズともいわれています。自分の腕で体を包み込むようにしながら深呼吸をすると、副交感神経が高まり不安な気持ちが解消されていきます。

### アドバイス

●胸式呼吸、腹式呼吸にとらわれず、自分が呼吸しやすいペースの深呼吸をしてください。不安が解消されて心地よさが感じられたら、副交感神経がアップしている証拠。

# 2

## 両腕を組んだまま口から息を吐く

ゆっくりと口から息を吐く。鼻から息を吸って、口から吐く深呼吸をくり返す。10回行なう。

**Point**

背筋はまっすぐ伸ばして、胸を張ります

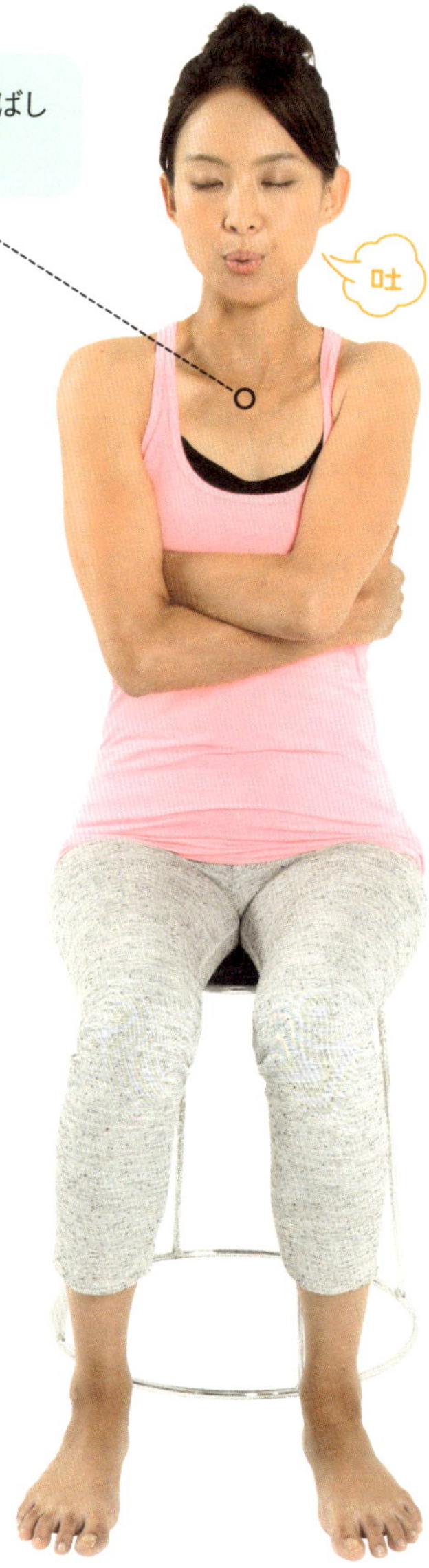


**NG!**

●**背中が丸まり前屈みになる**

姿勢が悪いと深呼吸がしにくくなるだけでなく、呼吸が浅くなり交感神経が刺激されてますます不安な気持ちになってしまいます。正しい姿勢をキープして、呼吸だけに意識を集中するようにしましょう。

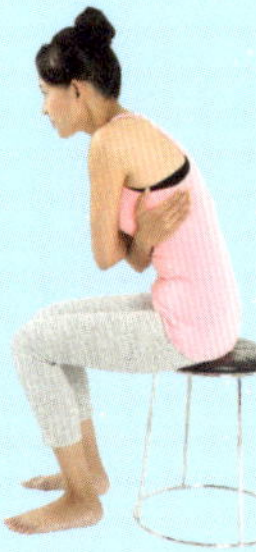

Exercise 19

# 共鳴呼吸

try it

## 1

### 5秒間かけて鼻から息を吸う

椅子に座り、背筋を伸ばして胸を張る。目を閉じて両手を胸にあて、5秒間かけて鼻から息を吸い込む。

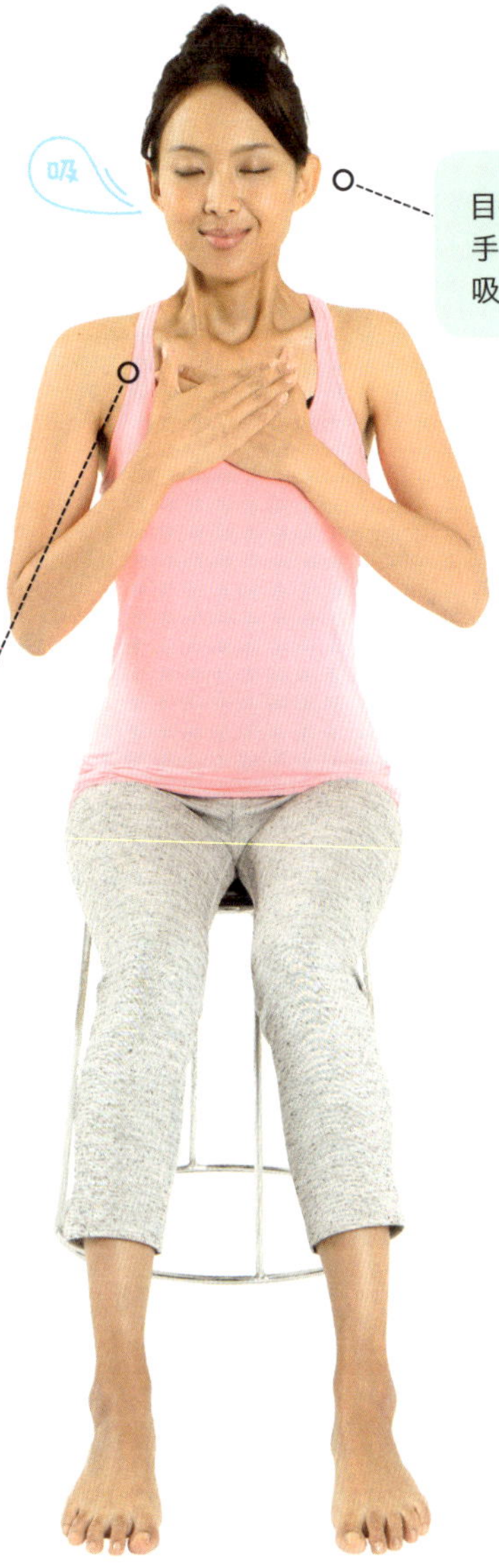


Point

目を閉じてさらに胸に手をあてることで、呼吸に意識を集中します

Point

肩の力を抜いてリラックスします

**効果**

●似た周波数同士が重なると、共鳴して増幅するという法則があります。呼吸も同様に、呼吸数が心拍数と血圧に共鳴して自律神経をコントロールするといわれています。

**アドバイス**

●今まで息を吸って吐く比率は1：2と説明してきたので、1：1にすると最初は違和感があるかもしれません。慣れてくれば、リラックス効果が実感できるはずです。

# 2

## 5秒間かけて口から息を吐く

5秒間かけて口から息を吐く。1分間に6回の呼吸を、2分間行なう。

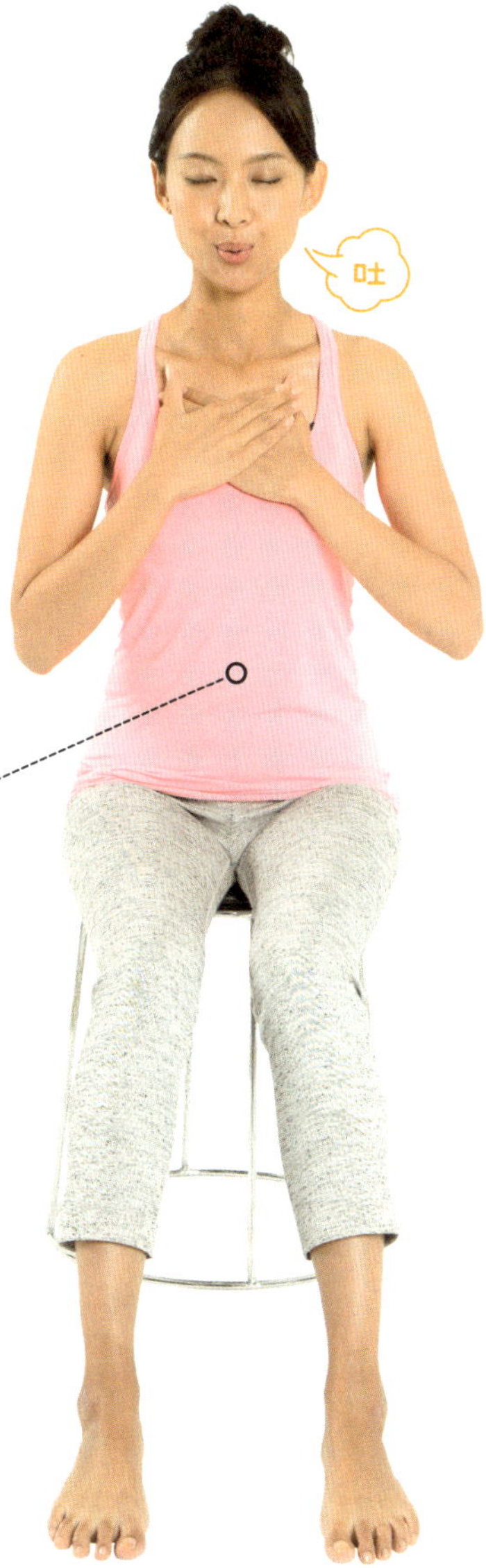


**Point**

息を吸って吐く時間の比率は1:1です。腹式呼吸（38ページ）で行ないます

**NG!**

### ●背中が丸まり前屈みになる

悪い姿勢で行なうと呼吸の効果が得られず、逆に呼吸が浅くなり交感神経が刺激されて自律神経が乱れてしまいます。もともと姿勢が悪い人が多いので、ふだんから正しい姿勢を意識することも大切です。

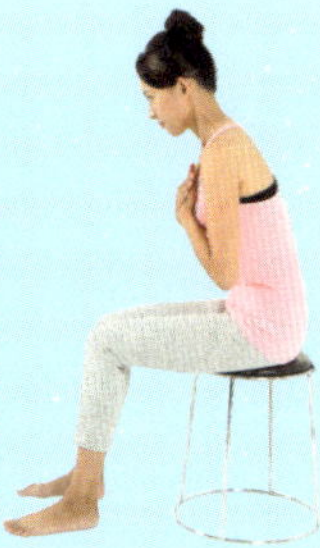

Exercise 20

# マインド呼吸

try it

## 1

### あぐらをかいて両手を胸に置く

あぐらをかいて座り、背筋を伸ばして胸を張る。目を閉じて両手を重ねて胸に置く。

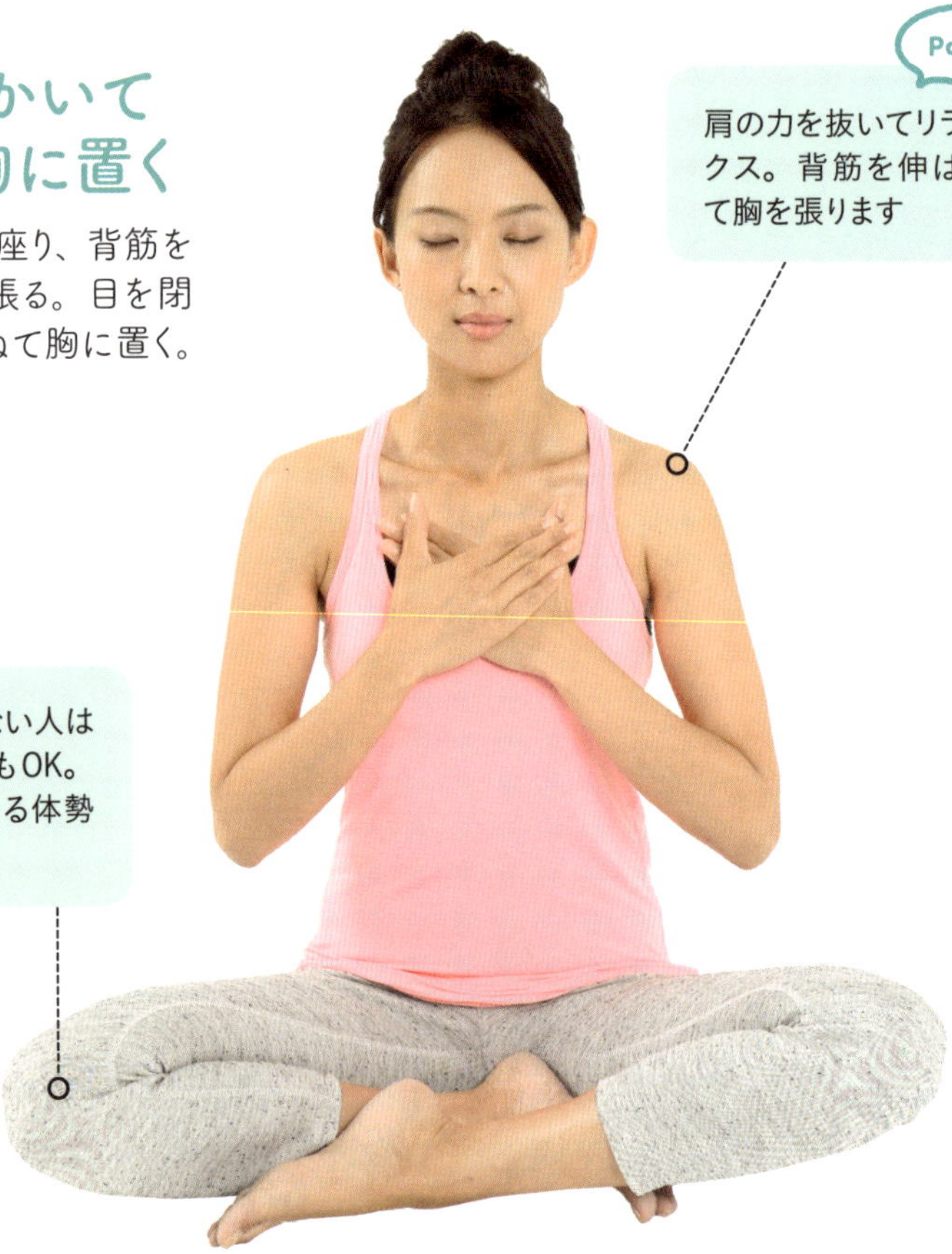

Point

肩の力を抜いてリラックス。背筋を伸ばして胸を張ります

Point

あぐらをかけない人は椅子に座ってもOK。リラックスできる体勢で行ないます

### 効果

●トップアスリートも実践している「マインドフルネス」を応用した呼吸法です。瞑想状態で呼吸をすることで、集中力が高まり、ここぞというときに実力を発揮できます。

### アドバイス

●瞑想といっても、その状態は人によって異なるのでマニュアルはありません。慣れるまでは、リラックスして背筋を伸ばし、目を閉じて深呼吸をくり返すだけでもOKです。

# 2

## 瞑想しながら呼吸を感じる

意識しない呼吸をくり返す。体の感覚に意識を向けて瞑想状態になり、呼吸を感じる。2分間行なう。

**Point**

自分が呼吸をしている状態に、意識をフォーカスしていきます

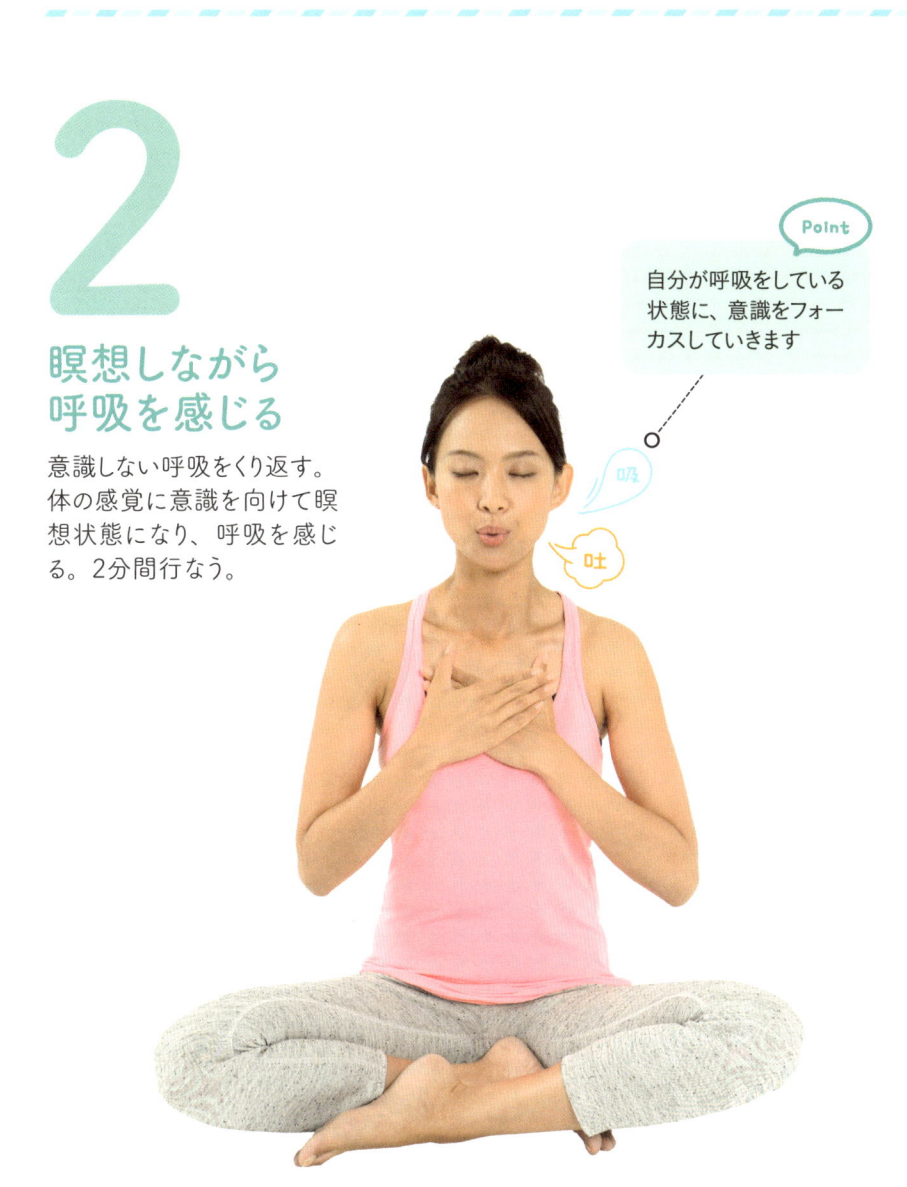

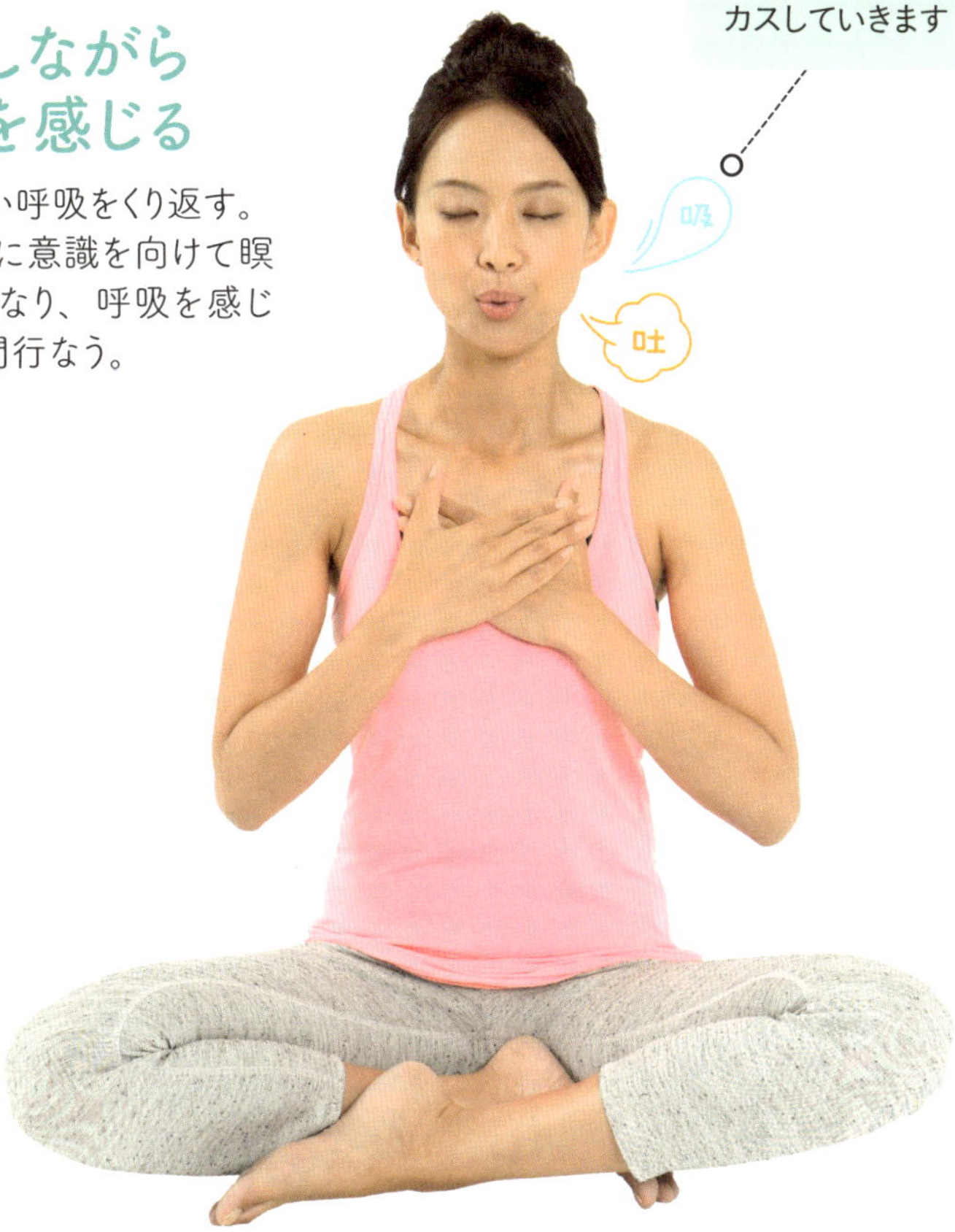

# エクササイズ Q&A

エクササイズを行なう上で、
気になる疑問をまとめました。

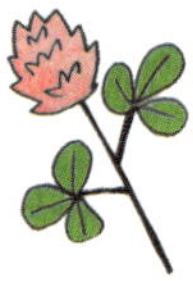

## Q 呼吸エクササイズはいつ、どのくらいの頻度で行なうのがよいでしょうか？

A 無理のないペースで、いつでも大丈夫。激しい動きのないエクササイズなので、いつでもOK。3章では、エクササイズを行なうおすすめの時間帯別に紹介しています。

## Q 写真と同じポーズがとれません。

A 体の柔軟性は、人によってさまざまです。必ずしも本書の写真と同じポーズに、と無理をしすぎなくてもよいでしょう。ただし、各写真に添えたPointを意識して、NGポーズにはならないように気をつけましょう。

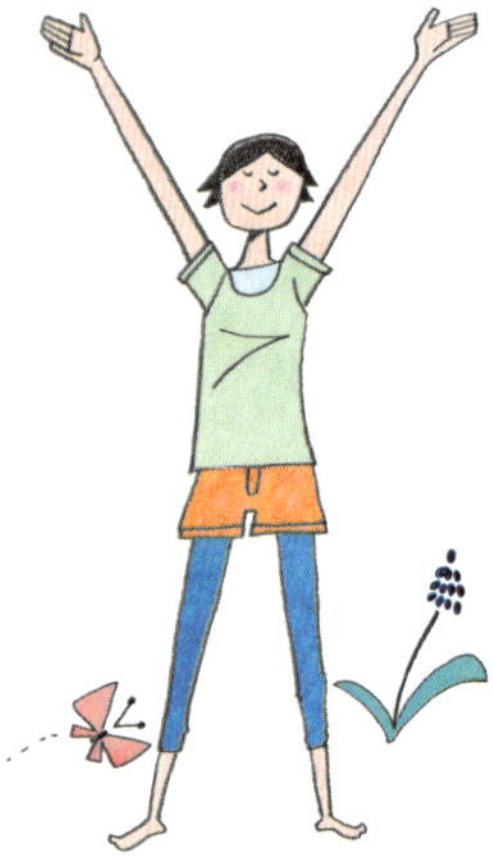

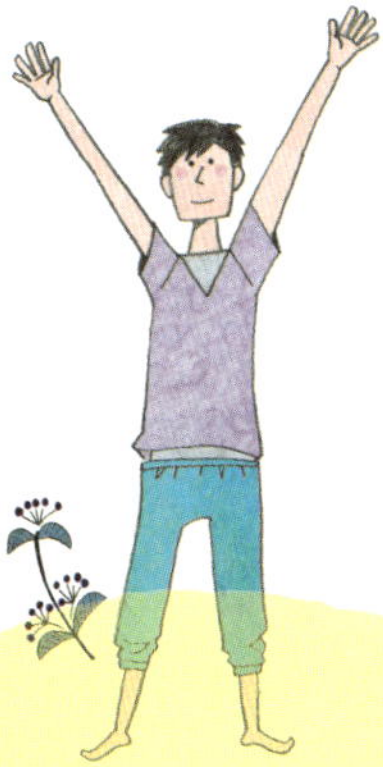

## どのくらいで効果が出ますか？

感じ方は人それぞれですが、最初の1回で効果を感じる人もいれば、何日か続けてから効果を感じることもあります。大事なのはこのエクササイズを、毎日の習慣にすること。逆にいえば、速く浅い呼吸がずっと続く状況や、呼吸を止めてしまう状況をつくらないことです。

## エクササイズ前にするといいことはありますか？

コップ１杯の水を飲みましょう。水を飲むと胃腸を刺激するので、副交感神経を活性化させることができます。

## エクササイズは、どんな人がやっても大丈夫ですか？

基本的には、子どもからお年寄りまでOK。自律神経系の治療をしている方も大丈夫です。ただし、運動制限を受けている方は、医師と相談してください。

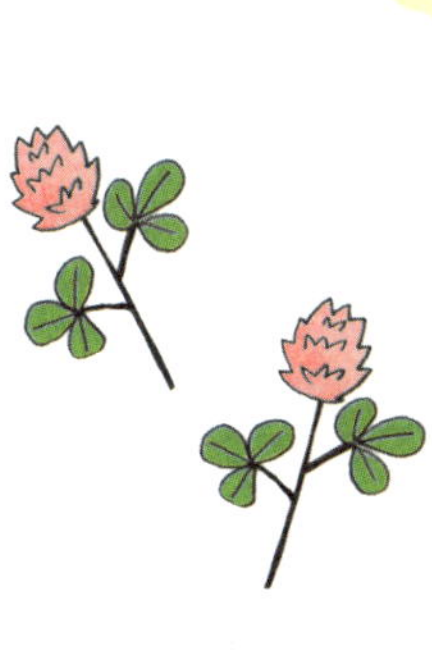

## 呼吸がうまくできません。

息を吸って、吐いてとエクササイズのページに書いてありますが、それを意識することで動きがスムーズにいかないのなら、いつもの呼吸のままで行ないましょう。動きに慣れてきたら、呼吸を少し意識してエクササイズしてみましょう。

## 立って行なうもの、座って行なうものとありますが、その通りにしなければなりませんか？

おすすめの方法を紹介しています。ただ、思い立ったときに椅子がなかったりすることもあると思います。そのときには、あまり気にせずに行なってもOKです。

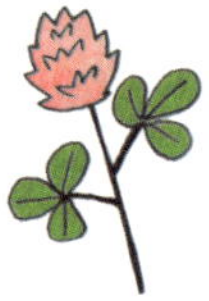

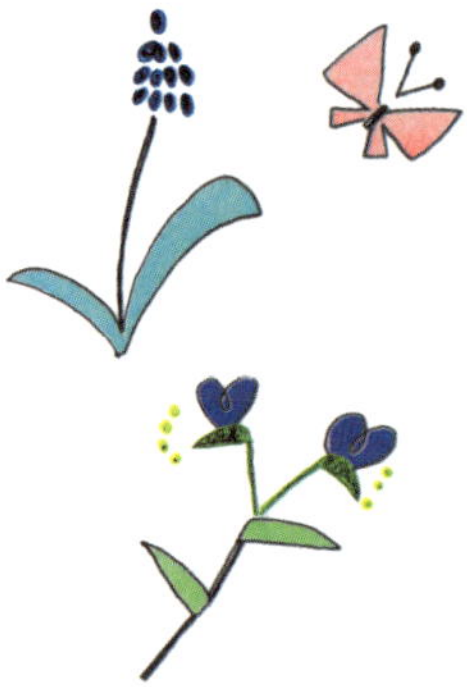

## エクササイズを行なうのに、どのくらい時間がかかりますか？

それぞれの回数は、エクササイズごとに紹介してあります。難しいものではないので、ひとつのエクササイズにかかる時間は５分程度。いくつか組み合わせても10分以内で終わります。ムダのない動きを凝縮したエクササイズになっています。

# 協力

## model 堤みき（つつみ みき）

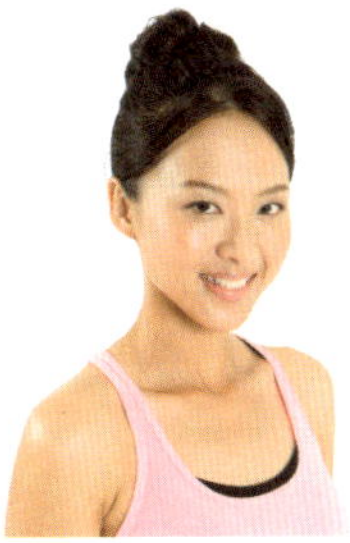

名古屋を中心に活動。
自然体でヘルシーな姿が魅力的なモデル。
呼吸法を用いた日本初ブレストレーナー。
有名飲食店とコラボし、メニュー開発するなど活躍の場を広げる。女性、母として元気に輝いている。

## model agency CAMPBELL（キャンベル）

名古屋を中心に全国にスターをつくることを目標とするモデルタレント事務所。モデル各々の個性を生かしたマネージメントを基本にし、生涯できる仕事にできるよう活動。CAC（自動車メカニック女子）、ゴルフ女子、ドラ嬢（中日ドラゴンズ好き女子）、ラリー女子（モータースポーツ好き女子）など。TVCM、TV レポーター、俳優、雑誌、web、イベント、MC など多数活躍モデルが在籍。

**株式会社Campbell**
〒460-0003 愛知県名古屋市中区錦3丁目5番30号三晃錦ビル6F
TEL 052-955-8040
HP http://www.model-campbell.com

## おわりに

# すべて呼吸で健康になる

みなさんは、本書を読むまで呼吸を意識したことは、あったでしょうか。

お金がかかる食事にはみんなお金を出すし、体にいい食事をとろうと意識をします。これを呼吸で考えるとどうでしょうか。呼吸はいうなれば「タダ」です。吸ったり吐いたりしてもお金はかかりません。ですが、呼吸ができなければ生命を維持することができない重要なものでもあります。また健康にとっても大切なものなのです。

本書では、そんな呼吸の重要性に改めて気づき、ふだん自分がどんな呼吸をくり返しているかを見直して、必要に応じて呼吸のしかたを改善するための方法を紹介しました。呼吸のしかたは、自分で変えようと思った瞬間から変えられますし、お金も時間もいりません。

本文中でも紹介しましたが、ストレス社会に生きる現代人の多くは「速く浅い呼吸」だったり、「息をつめている状態」が続きがちです。このような生活を続けると、心や体の不調の原因となる可能性があります。

だからこそ、本書で紹介した「ゆっくり深い呼吸」をくり返す習慣を身につけていただくことで、みなさんの健康改善につながればうれしく思います。

順天堂大学医学部教授　小林弘幸

# 医学的根拠に基づいた呼吸エクササイズ

本書では、1、2章で「ゆっくり深い呼吸」を行なうことの重要性とその理由を。それらをもとにして、3、4章では「ゆっくり深い呼吸」を体験するための呼吸エクササイズを紹介しました。

呼吸は健康も不健康も招くもの、といえるかもしれません。本書では、心身の健康を引き寄せる呼吸法が身につくエクササイズを紹介しました。このエクササイズは、激しい動きや、筋肉や関節に負荷がかかる動きはありません。だからこそ、運動が苦手な人や体力に自信のない人、子どもから高齢者まで幅広く行なうことができます。

また、ひとつのエクササイズをするのに必要な時間は5分弱。特別な道具も広いスペースも必要ありません。思い立ったらすぐにはじめることができます。

本書のエクササイズを、ぜひ無理のないかたちでみなさんの日常にとりいれ、健康を招く呼吸を身につけていただけたら幸いです。

さかえクリニック院長　末武信宏

## 小林弘幸　こばやし・ひろゆき

順天堂大学医学部教授。日本体育協会公認スポーツドクター。

1960年、埼玉県生まれ。1987年、順天堂大学医学部卒業。1992年、同大学大学院医学研究科修了。ロンドン大学付属英国王立小児病院外科、トリニティ大学付属医学研究センター、アイルランド国立小児病院外科での勤務を経て、順天堂大学小児外科講師・助教授を歴任する。自律神経研究の第一人者として、プロスポーツ選手、アーティスト、文化人へのコンディショニング、パフォーマンス向上指導にかかわる。

## 末武信宏　すえたけ・のぶひろ

医学博士。さかえクリニック院長。1962年生まれ。

日本美容外科学会認定専門医としてアンチエイジング診療を行なうかたわら、順天堂大学医学部非常勤講師としてスポーツ医学の研究を行なう。JBC認定プロボクシングトレーナー、オリンピック日本代表選手、プロ野球主力選手、ツアープロゴルファー、格闘家、メジャーアーティストなどのトレーナーを担当。

---

カバーデザイン：sakana studio
本文デザイン：中務慈子
イラスト：こしたかのりこ
モ デ ル：堤みき（株式会社Campbell）
ヘアメイク：大南まりあ（LA・BEAUTE'／ラ・ボーテ）
執筆協力：高森千織子、大泰司由季
編集協力：株式会社オメガ社
撮　　影：天野憲仁（日本文芸社）

---

# ゆっくり呼吸《こきゅう》のレッスン

---

2016年11月10日　第1刷発行

著　者　小林弘幸《こばやしひろゆき》、末武信宏《すえたけのぶひろ》
発行者　中村　誠
印刷所　図書印刷株式会社
製本所　図書印刷株式会社
発行所　株式会社 日本文芸社
〒101-8407　東京都千代田区神田神保町1-7
TEL　03-3294-8931（営業）　03-3294-8920（編集）

Printed in Japan 112161028-112161028　Ⓝ01
ISBN978-4-537-21434-5
URL http://www.nihonbungeisha.co.jp/

（編集担当：前川）